事例で学ぶ
家族療法
短期療法
物語療法

長谷川啓三・若島孔文/編

若島孔文・佐藤宏平・生田倫子・三澤文紀・久保順也/著

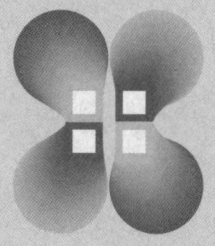

金子書房

まえがき

　本書は，家族療法の黎明期である1960年代から新しい世紀に入った今日までの，心理療法の理論的な見通しと実際の介入事例を集めたものである。それはミニューチンから今日のナラティブセラピー，コラボレーションセラピー，そしてEMDRやTFT等，個体内の情報処理過程に介入する方法までをカバーしている。

　2章以降が事例集である。不登校や摂食障害はもとより，およそ臨床家なら出会う問題をとりあげて事例検討した。この事例記述に我々なりの工夫をこらしている。同一の事例に僅少の差異を含む接近法で迫り，治療的な「ボーナス」を得ようとするアプローチ法である。ベイトソンの叙法でダブル・ディスクリプション，我々はこれを「二重記述モデル」と呼んでこれまで実践してきているが，いわゆる「折衷」を超えて問題の立体的把握や終結時間の短縮に具体的な成果を得ている。パニック障害の項にやや詳しく紹介させていただいた。

　家族療法を1980年の前後で分ける案はリン・ホフマンらが提案したが，本書もその分類にのっとってすすめた。このまえがきを書いている筆者に限っていえば必ずしもホフマンの分け方に賛同するものではない。が，今日の状況は1980年以降を特別なものとして扱う風が隆盛のようであり，読者の混乱を避ける意味でもこの分類に従っておいた。

　この分け方に従えば，このまえがきを担当している筆者自身は，第一世代家族療法のコミュニケーション派と新しい世代の家族療法である解決志向派の両者をつなぐかたちでわが国に紹介したことになる。順序は反対であった。解決志向派が先である。

　1984年のMRI滞在時にウィークランドの紹介で手紙を書いたことが縁となり，1986年にド・シェイザーとバーグ夫妻を招聘できた。彼らについては以降，バーグ女史が韓国ご出身ということもあり米国からの帰途，ほぼ毎年末に日本へ寄っていただいて指導を受けてきた。今やこの分野で時代をリードするド・シェイザーらも，1986年当時は「治療抵抗の死」というとびきり優れた論文を

持つ者として知られる程度だったといってはいいすぎだろうか。

　筆者らは彼らの最新著を2000年に『解決志向の言語学』として翻訳したが，彼らが優れているのは，この治療抵抗という視点をずっと離さないところにあると筆者は考えている。解決志向は抵抗をきわめてうまく処理する洗練された方法でもある。その上で大きな貢献をした。「変化」という視点からいえば「変化を引き起こす」方法から「変化はすでに起きている」，それを拡大するだけだという視点へ移せたことである。短期療法の出自である「変化の理論」の文脈にのせるなら，次のように整理できる。

　　　MRIの研究は，変化をどう引き起こすか，それも最小の努力で最大の成果をあげるべく，に焦点がある。ド・シェイザーらは，変化はこれから引き起こされるようなものではなく，すでにいつも起きている，それをどう継続拡大させるかに，焦点がある。

　これはシステム論のことばでいえば，「ゆらぎ」理論に近い。つまり生命はいつも定常状態を越える小さな変化を生起している。それは小さいが故に全体の安定状態に抑え込まれる。心拍や歩行，定常脳波といったものにさえこの「ゆらぎ」は観察される。健常者でも心拍はいわば多少なりとも乱れているというわけだ。それで健康なのである。しかし全体としては大きな乱れはない。それが生命システムの姿である。

　同じように，問題ばかりが生起しているように見えるとき，例えば，息子が家で暴れている，不登校で部屋に閉じこもったきり，落ち込んだままといった状態に見えて，実はそうでないときがある。つまり「ゆらぎ」が観察されて普通なのだ。暴れていないとき，部屋から出るとき，落ち込みの多少とも軽快なときがあるものなのである。この変化／ゆらぎは大きなものではない。だから見えにくいし，それを拡大してゆくなんていうことが可能なのか？のように最初は見える。しかしこれを大きなものにできる。見つけることも大きく育てることも可能なのである。その手順，それが解決志向／ソリューション・フォーカスト・アプローチの手順ということになる。

　前後してMRIのワツラウイック博士も来日した。そして1992年には二重拘束理論の著者の一人でブリーフセラピー／短期療法の実質的な生みの親といっ

てよいMRIのジョン・ウィークランド先生を招聘できた。このときの講演は歴史的といってよい。本書の第1章にあたる理論編の中心の一つはこの講演である。

ウィークランド自身もエリクソンをブリーフセラピーの立役者とするが，実際にはウィークランド本人がその中心人物だというのは識者の間では有名である。エリクソンの沢山の事例には，理論的な見通しを持ち難いしその意思も見られない。エリクソンを含むこの卓越した方法を平板化しないで理解すること。それに成功し，さらにセラピストとクライアントの二者関係から拡大してシステム内での特殊なコミュニケーション形態として理論構成したのが，MRIの彼らである。

有名なシステム論や問題と解決の間のパラドクス，そしてそれを打ち破る治療的パラドクスというシェマを示したのはウィークランドである。彼は目立つことを本当に好まなかった。ブリーフセラピーの古典といってよい『変化の原理』にはエリクソンの序文が寄せられている。しかしこの序文にしても当時，体調を崩していたエリクソンの体を気遣い，言葉を補いながらウィークランドが筆記したという。

そして1997年にディック・フィッシュ博士，2001年に現在のMRI短期療法センターの若きリーダー，カリーン・シュランガー女史を招聘できた。筆者らはシュランガー女史についてはその来日の期日が接近していたハーレン・アンダーソン博士の方法と対比的に経験できた。アンダーソン博士はかつてMRIの訓練生であった。そういえばド・シェイザーとインスー・キム・バーグも，ながくMRIの訓練生であった。MRIで使用されている最新の公式テキストも昨年，『難事例のブリーフセラピー』として翻訳し金子書房から出版させていただいた。

さて筆者らは本書で，このようなMRIとSFA／解決志向，いや，わが国への紹介の順序としては反対のSFAとMRIを含め，さらにナラティブセラピーやアンダーソン博士のコラボレイティブな方法等に，一貫した赤い糸を通そうと試みた。臨床家としては当然の姿勢だと思っている。成功しているだろうか。また第7章には不登校児童に介入の成功後に遂行したインタビューを掲載させていただいたり，ダブル・ディスクリプション・モデル／二重記述モデルやMCRプロジェクト（第5章）など私たちなりの新しい試みも紹介させて

いただいた。ご批判をあおぎたい。

　本書の成立までに多くの方々にお世話になった。東北大学の関連研究室の先生方と院生の方々。また本書でとりあげた招聘講師へのインタビューなどでお世話になったITC研究所の方々。そして金子書房の亀井千是氏と同社に，お礼を申しあげます。

平成14年清明の候
新コース出発の年に
長谷川　啓三

事例で学ぶ　家族療法・短期療法・物語療法

● 目　次 ●

まえがき ……………………………………………………長谷川啓三　i

1章　家族療法から短期療法，そして物語療法
―― 家族療法の歴史と展開 ………………………………1
若島孔文・佐藤宏平・三澤文紀
1．1980年以前の家族療法 …………………………………2
2．さまざまな第一世代家族療法 …………………………4
3．1980年以後の家族療法の展開――理論的変遷の概略 …………17
4．1980年代以降の代表的な理論と技法 …………………20
5．最後に ……………………………………………………27

2章　パニック障害 ……………………………………28
若島孔文
1．パニック障害とは ………………………………………28
2．パニック障害の心理療法 ………………………………29
3．逆説（パラドックス） …………………………………30
4．長期的にパニック発作に脅かされた事例 ……………31
5．ダブル・ディスクリプション・モデル ………………38
6．広場恐怖を伴うパニック障害と診断された女性の事例 …………40
7．EMDRとTFT ……………………………………………42
8．最後に ……………………………………………………44

3章　抑うつ ……………………………………………45
佐藤宏平
1．うつ病とは ………………………………………………45
2．抑うつ状態の心理学的生起および維持要因 …………47
3．抑うつを面接で扱う際のポイント ……………………48

4．慢性的な軽症抑うつ症状を訴える女子大学生の事例 ……………50
　　5．夫との関係調整により改善した事例 ……………………………59
　　6．最後に ………………………………………………………………66

*4*章　摂食障害 ……………………………………………………………68
生田倫子
　　1．摂食障害の症状および特徴 ………………………………………68
　　2．摂食障害の要因 ……………………………………………………70
　　3．摂食障害の治療 ……………………………………………………70
　　4．拒食症の娘を持つ母親が受診した事例 …………………………72
　　5．過食症高3女子の母親が受診した症例 …………………………78
　　6．世代間境界と暗黙の話題 …………………………………………85
　　7．最後に ………………………………………………………………86

*5*章　複雑で難解な事例 …………………………………………………87
若島孔文
　　1．失敗例と言える事例から学ぶ
　　　　――進行性の病におかされる双極性障害の男性 ………………87
　　2．身体表現性障害の老人 ……………………………………………89
　　3．肺結核による運動機能の低下 ……………………………………90
　　4．PTSDとドメスティックバイオレンスに悩む女性 ……………91
　　5．引きこもりへの対応――MCRプロジェクト …………………100

*6*章　児童虐待 ……………………………………………………………102
三澤文紀・生田倫子
　　1．虐待の影響 …………………………………………………………102
　　2．虐待発見の手がかり ………………………………………………103
　　3．虐待の心理的援助の方法 …………………………………………105
　　4．「子どもの口をふさいでしまう」と訴える母親 ………………107
　　5．施設で問題行動を示した被虐待児のケース ……………………114

7章　不登校 ……………………………………………………121
三澤文紀・若島孔文
1．夫婦関係の改善を図った不登校の事例　………………121
2．家庭内暴力と不登校（行き渋り）の事例　……………126
3．不登校を経験した子へのインタビュー　………………133

8章　非行問題 ……………………………………………………142
久保順也
1．非行少年と少年法　………………………………………143
2．クライアントとしての非行少年　………………………143
3．非行少年の家族　…………………………………………145
4．非行少年と保護者がカスタマーの場合　………………147
5．非行少年がカスタマー以外で保護者がカスタマーの場合　……149
6．非行少年と保護者がどちらもカスタマー以外の場合　……149
7．万引きにより触法通告を受けた和哉君の事例　………151
8．家庭内暴力がある広幸君の事例　………………………154
9．非行臨床と家族療法／短期療法の今後　………………157

9章　スクールカウンセリング ……………………………………158
生田倫子
1．多様な学校システム　……………………………………158
2．学校側とのコンサルテーションの重要性　……………159
3．担任・親・スクールカウンセラーのコンサルテーションで
　不登校が短期間に改善した事例　………………………160
4．担任とのコンサルテーションと共同作業　……………166
5．精神障害を呈した生徒の病院への紹介と学校側とのコンサル
　テーション　………………………………………………167
6．精神分裂病が疑われた高１男子生徒への対応　………168
7．守秘義務の問題　…………………………………………175
8．最後に　……………………………………………………176

あとがき ……………………………………………………若島孔文　177

用語解説　179　　　引用文献　185　　　参考文献　190
人名索引　192　　　事項索引　194

*1*章　家族療法から短期療法,そして物語療法へ
―――家族療法の歴史と展開

若島孔文・佐藤宏平・三澤文紀

　現在,短期療法はブリーフセラピーとの名でも知られ,本邦でも広まりを見せてきている。またここで言う物語療法はナラティヴ・モデルとコラボレーティヴ・アプローチのことであり,本邦では目下売り出し中といったところである。短期療法にしろ物語療法にしろ,これらはそもそも家族療法の歴史的展開の中で創造されてきたものであることを知っておくことはとても重要である。なぜなら,例えば,コラボレーティヴ・アプローチと呼ばれるアンダーソン(Anderson, H.)のアプローチは一見,来談者中心療法と技術上似ているが,その具体的視野として家族を含んだシステムを仮定した言語交換をより多く行うという決定的な違いを持つからである。家族療法という心理療法の一領域は,米国のさまざまな地域で,精神科医,臨床心理士,社会福祉士など多様な専門家の実践の中から形成されてきた経緯があり,その結果として多様な考え方や技法が並立し,それらが互いに触発や交配をしながら理論的・技法的な「連係進化」(Bateson, G., 1979) を遂げてきた。したがって,家族療法を出自とするさまざまなアプローチは,一見似ても似つかぬもののように見えるかもしれない。はじめて触れる読者には,筆者らが提示した事例を読み解くのに苦労するかもしれない。

　本書は家族療法,短期療法,物語療法の事例を中心に紹介する事例集であるが,各療法についての予備知識をまったく持たない読者にも深く理解できるよう意図して,本章を設けることにした。すなわち,ここでは,家族療法の勃興期から発展期を経て,短期療法,そして物語療法へと至る経緯に触れながらさまざまなアプローチを紹介し,家族療法の理論的変遷を整理し述べていくこと

にする。

1．1980年以前の家族療法

　家族療法，短期療法，物語療法という展開の歴史の中で，一つの区切りになるのが1980年ごろである。そこで，1980年以前の家族療法の動向と，1980年以降の家族療法の動向と展開に，便宜上分けて解説していくことにする。

(1)　家族療法以前

　カウンセリングという言葉はすでに日常用語となっているが，この「カウンセリング」の起こりは，本来，パーソンズ（Persons, F.）によってはじめられた職業指導に端を発する。そして後にウィリアムソン（Williamson, E. G.）によって学生相談，進路相談に広められた。これらのカウンセリングは心理テストなどのアセスメントを利用し，カウンセラーがアドバイスを行うというものである。日本でカウンセリングというと，来談者中心療法のイメージが強いせいか非指示的なイメージがあるが，その発端は指示的なカウンセリングであった。カウンセリングは指示をすべきか，すべきでないかという，専門家の論争である非指示－指示論争（ノンディレクティブ－ディレクティブ論争）はあまりに有名な話である。

　その後，東欧から戦争を逃れてやってきた優秀な精神分析家が亡命したこともあり，精神分析がアメリカで非常に力を持つ時代となった。精神分析の隆盛期に，3つのアプローチがアンチ精神分析的アプローチとして創始された。その一つが先にふれた非指示，受容と共感をその柱とするロジャース（Rogers, C.）の来談者中心療法，そして学習理論を援用し，S-R図式で行動を形成していく行動療法，そしてもう一つが家族に焦点を当て始めた家族療法である。この当時，まったく新しい精神病理へのアプローチの形態として，家族療法がどのようにそのアイデンティティーを獲得していったのだろうか。

(2)　家族療法の勃興期－従来のアプローチのアンチテーゼとしての家族療法

　家族療法とは，後に詳しく紹介するが，オルソン（Olson, D.）が「家族の個々人よりも家族というシステムに焦点を合わせた介入方法は，何であれ家族

療法に値する」と述べているように，一口に言って，問題を個人ではなく家族という文脈で見立てて問題解決を試みていくアプローチであると言える。もともと精神分析が，O. ハンスという少年をその父親との面接を通じて治療したということがあったにせよ，やはり治療の焦点は個人に当てられていた。一般的に，転移の分析を重視する精神分析学では，転移の状態が純粋に保てなくなる，あるいは複雑になるという理由で，面接において家族を同席させ情報を得るというような家族面接を禁止していた。しかし，精神医学の分野ではサリバン（Sullivan, H. S.）が「精神医学は対人関係論である」として，特に母子相互作用に焦点を当て，また精神分析の領域においてもアドラー（Adler, A.）が人間を社会的存在として捉えるなど，個人から対人関係へ焦点が移り始めてきた時代でもあった。そして，1950年代，さまざまな領域から一気に家族への注目を促す実証的な研究が発表されるようになる。その中で最もセンセーショナルな影響を与えたのが，ベイトソン（Bateson, G.）が，ジャクソン（Jackson, D. D.），ヘイリー（Haley, J.），ウィークランド（Weakland, J. H.）と共に（このグループは後に詳述するMRIグループの起源的グループである）分裂病を家族コミュニケーションの視点から説明した二重拘束仮説（ダブルバインド仮説；Double Bind Theory）の提出であった。その他にも，メリーランド州ベセスダにある国立精神衛生研究所（NIMH）の援助のもと，ウィン（Wynne, L.）らによって提唱された「偽相互性（Pseudo-mutuality）」という概念や，エール大学のリッツ（Lidz, T.）らによって提唱された「分裂と歪み（Schismatic and Skewed）」，イギリスはロンドンにあるタヴィストック研究所にてレイン（Laing, R. D.）によって提唱された「ごまかし，欺瞞（Mystification）」という概念は，影響力のあるものであった。さらにこうした研究が発表される一方で，西海岸のカルフォルニア州パロアルトにおいては先のダブルバインド仮説を発表したベイトソン・グループからベイトソンが抜ける形で，ジャクソンを中心として家族療法を開始することになる。これがMRIグループである。また一方で米国東部のニューヨークでは，ニューヨーク家族研究所（Family Institute of New York）を主宰していたアッカーマン（Ackerman, N.）による精神力動的家族療法，また，カンザス州トピカのメニンガー病院に勤務し，その後ワシントンの国立精神衛生研究所（NIMH）に移ったボーエン（Bowen, M.）による多世代派，フィラデルフィア児童相談所所長で

あったミニューチン（Minuchin, S.）による構造派などの実践が行われるようになる。そして1962年，ジャクソンとアッカーマンによって，家族療法に関する最初の専門誌である『ファミリープロセス（Family Process）』が創刊されるに至り，家族療法は広く認知されるようになっていった。

2．さまざまな第一世代家族療法

以上が1980年以前の家族療法の動向であるが，ここではいわゆる第一世代の家族療法を代表するさまざまなアプローチについて，もう少し詳しく紹介していくことにする。

(1) コミュニケーション派家族療法（MRI グループ）

Mental Research Institute, 通称 MRI は米国西海岸のカルフォルニア州パロアルトに位置していることからパロアルトグループと呼ばれていた。現在では MRI として，またコミュニケーションを重視するためにコミュニケーション派とも呼ばれている。MRI は，1966年にフィッシュ（Fisch, R.）がワツラウイック（Watzlawick, P.）と共に短期療法センター（Blief Therapy Center）をその内に開設し，後に詳述する短期療法を最初に始めた機関でもある。この MRI の起こりは1952年，ベイトソンが，ロックフェラー財団の補助金を得てウィークランド，ヘイリーを助手に，そして精神科医のウィリアム・フライ（Fry, W. F.）を顧問としてカルフォルニア州メロンパークにある退役軍人病院で始めた「分裂病におけるコミュニケーションの研究についての計画」という研究プロジェクトに端を発している（ちなみにこの研究は1954年にロックフェラー財団からの補助金が切れ，メイシー財団の補助金によって1962年まで10年にわたり続けられた）。その後1954年，米国東部のメリーランド州にあるチェスナットロッジ病院でサリバンやフロム＝ライヒマン（Fromm = Reichmann, F.）の影響を受けた精神科医ジャクソン（後に MRI の初代所長）が，「家族ホメオスタシス」に関する講演を偶然にもこの退役軍人病院で行ったのであるが，そこでジャクソンはベイトソンと知り合い，先のベイトソンによる研究プロジェクトのコンサルタントとしてプロジェクトに参加することになる。このプロジェクトは1956年にミシガン大学メンタルヘルス研究所から発刊され

ていた『行動科学（Behavioral Science）』誌に発表された論文「精神分裂症の理論化に向けて（Towards a Theory of Schizophrenia）」にまとめられ，「分裂病の二重拘束仮説（ダブルバインド仮説）」が彼らのグループを広く世間に知らしめることになった。その後，ジャクソンが1959年に MRI を開設する。開設当時のメンバーはジャクソン（精神科医・初代所長）のほか，イリノイ州シカゴ精神医学研究所から移ったソーシャルワーカーのサティア（Satir, V.）とリスキン（Riskin, J.）の2名だったが，その後ベイトソンとのプロジェクトを終えたウィークランドやヘイリーが戻り，さらにオーストリア人でチューリッヒのユング派分析家であるワツラウイックなどの加入により発展を遂げていった。先にも述べたように初代センター長をフィッシュとし，ワツラウイック，ウィークランド，ボーディン（Bordin, A.）をメンバーとする短期療法センターや，1968年に48歳の若さでジャクソンが他界した後に，ベル（Bell, J.）を中心として老人の問題を中心に扱った「未来の家族研究センター（Family Future Center）」などがある。また分裂病に対して薬物を極力使用せずコミュニケーション理論によって治療を試みる「ソテリア・ハウス（Soteria House）」などがそれである。さらにワツラウイックによって導入された構成主義（Constructivism）は，『Invented Reality（創造された現実）』として1984年に編集され，後ほど詳述する第二世代の家族療法に大きな影響を与えるようになっていった。続けて MRI アプローチの特徴について3点ほど述べたい。

1）システム理論

その特徴の一つは「システム」という概念である。「システム」は家族療法一般のキー概念であるが，システムという考え方の創始期にベイトソンが深く関わっているということもあり，MRI のキー概念として触れておきたい。このシステムという言葉は，軍事システム，経済システム，また最近では生態系システムといった具合に日常的に使用される言葉であるが，もともとギリシャ語のシン（"一緒に"の意）とヒステミー（"置く，立てる"の意）の合成語であり，「一緒に置かれたもの」という意味である。「システム」という概念は生物学者であったフォン・ベルタランフィー（von Bertalanfy, L.）の『一般システム論（General System Theory）』によってその名が広まった。フォン・

ベルタランフィーは，システムを"相互作用の関係のうちにある諸要素の複合体"と定義している。またこの一般システム論とはさまざまなシステムの共通性を考えようとする学問領域である。フォン・ベルタランフィーは一般システム論を"総合科学へのあたらしい道を開くものであり，総合の原理として還元よりも組織性に着目し，したがって，諸システムの構造的同型性（アイソモーフィズム）を探求するもの"と述べている。ちなみに家族療法にこのシステム理論が取り入れられたのは，ベイトソンがシステムとも関わりの深いサイバネティクスに関する会議であるメイシー会議のメンバーであったことが関わっている。MRIに関連するメンバーたちが心理学に限らない多彩な領域から集まったメンバーであったことが，心理療法領域に新しい認識論を生み出す原動力になった。

　フォン・ベルタランフィーは，システムの特徴として，全体性，関係性，等結果性の3つを挙げている。また，長谷川（1991）は，システムには次の3つの性質を想定すればその理解を容易にすると主張する。1つ目は全体性で，「全体は部分の総和ではない」というゲシュタルト概念と近似する。2つ目は自己制御性であり，これはホメオスタシスやサーモスタット機構のように，逸脱をできるだけ小さくしようとするネガティブ・フィードバック機構を意味する。そして3つ目は，変換性である。これは自己制御性とは反対に，環境の変化に合わせて自身を変化させる働きであり，自己制御の性質と組んで，大小の変化を含みながらシステム全体は安定を保つという生命を含むシステム一般の性質を抽象したものである。このシステムという概念によってMRIは何を得たのかというと，従来，個人を対象にする心理療法では，その問題は，時計が壊れたら壊れた部品を取り替えることによって時計が直るように，ある原因を取り除けば解決するという前提があった。これを直線的因果論と呼ぶ。しかしながら，視点を家族システムに変えてやると，周囲の温度が低下しても体温が下がらない哺乳類のように，また，オオカミが一時的に増加してもオオカミが食料とした草食動物の減少によってオオカミ自体も減少し元の生態系を取り戻すように，家族システムは自己制御性によって，ある家族成員に問題が生じた際に，家族がその問題を解こうとする動きが見られていく。まるで何か見えざる力が働いているかのように。家族で生じる多くの問題はこの家族の自己制御性によっておそらく解決されているはずである。しかしながら，心理療法を受

けにくる家族は，そのような自己制御性でも解決できなかった家族であり，別の言い方をすると，この自己制御性こそが問題を維持していると考えられる。これをMRIでは悪循環，または第一次変化と呼ぶ。したがって，MRIアプローチでは，悪循環こそが問題を維持しているという仮説から，悪循環を断ち，システムの自己組織性（第二次変化ともいう）を利用し，問題を含んだ家族システムを問題を含まない家族システムに変化するよう援助していくことになる。また，システムという観点から見ると，理解不能な行動や問題行動がシステムの維持に非常に役立っているという見方を提出する。これはパラドックスやリフレーミングなどの技法をもたらし，また構成主義にも影響を与えている。

2）コミュニケーション理論

2つ目の特徴として，コミュニケーション理論が挙げられる。MRIがもともとベイトソンのコミュニケーション研究を発端にしており，またコミュニケーション派と呼ばれる所以でもあるそのコミュニケーション理論は，以下の5つの公理に代表される。

公理1：人はコミュニケーションせずにはいられない。（下位公理として）すべての行動はコミュニケーションである。

一般的なコミュニケーションという言葉からわれわれが想定するものは，意図や言いたいことを伝えあうというイメージである。しかし，ウィークランド(1967)は「意図的に，なるべきようにコミュニケーションが成立していなくとも，人と人との間では必然的にコミュニケーションは生じるものである」と述べている。例えば，コミュニケーションしない行動として沈黙が考えられるが，沈黙も「今ほっといてほしい」「話しかけないで」といったメッセージになり得るのである。「コミュニケーションしないこと」は「コミュニケーションすること」と差異を持つ時点で既にメッセージ性を持つ。MRIではこのように言語，非言語を問わず，症状までをもコミュニケーションになり得るという見方をとる。

公理2：コミュニケーションには内容と関係の2つのレベルがある。

会話の内容とはまさに送り手が伝えようとするものである。しかし一方でコ

ミュニケーションにはその内容を規定する，より高次のメッセージである，関係についてのメッセージが存在する。例えば，「バカ！」と「バカ♡」の違いはまさにこの関係のレベルで表現されるものである。そしてこの関係的側面は内容的側面が主に言語で伝達されるのに対して，主に非言語によって伝達されるという特徴を持つ。

公理3：関係がどういう性質を持つかはコミュニケーションに参加する人のコミュニケーションの句読点（パンクチュエーション）によって規定される。

コミュニケーションとインタラクション（相互作用）がほぼ同義で使用されることからもわかるように，コミュニケーションとは絶え間ない相互のメッセージのやりとりである。例えば，口げんかをエスカレートさせている２人を例に取ると，互いに相手の行動を原因，自分の行動を結果として考えているのは明白である。互いに句読点を……（相手の行動）だから……（自分の行動）した，と自分の行動にパンクチュエーションを打っているのである。

公理4：コミュニケーションにはデジタルとアナログのモードがある。

デジタルモードとは文法を持ち，論理的なコミュニケーションである。主に言語レベルで多く使用される。一方，アナログモードは文法を持たず，曖昧で一般的に非言語レベルで使用される。そして，われわれが日常的に行うコミュニケーションはこの２つのモードを通して伝達されており，先の第二公理の内容がデジタルモードに，関係がアナログモードにほぼ対応するものと考えられる。

公理5：すべてのコミュニケーションは「相称的（Symmetrical）」または「相補的（Complementary）」のどちらかである。

これはベイトソンの分裂生成（シズモジェネシス）という考え方によっている。相称的な関係とは，例えば，かつての米ソの軍拡競争のような互いに同方向へエスカレートしていく関係である。一方，相補的関係とは支配－服従のように互いに逆の方向へエスカレートしていく関係である。

MRIでは，このようなコミュニケーション理論というものの見方で家族システムを切り取り眺めていくのである。

3）チーム・アプローチ

3つ目の特徴として，特殊な面接構造（三種の神器：ワンウェイミラー・インターホン・VTR）が挙げられる。MRIでは，1959年から本格的に公式のトレーニングが始められた。その中でとりわけ注目すべきは，当時はまだ珍しかった装置類である。特にVTRは1963年ごろから使用され始め，当時GE製の標準および広角レンズ付きのビデオカメラ，テレビモニター，1インチ幅の一時間録画できるテープ（当時一巻60ドルもしたとのこと），アンペックス社製のVTRが導入された。MRIはこのような面接構造から，チームによる心理療法を行っていたということができる。セラピストが面接中，行き詰まりを感じたり，介入を伝える際には，隣の部屋にいるチームのメンバーにアドバイスを受けるのが一般的であり，また隣の部屋にいるチームのメンバーも今ここで行われている面接をリアルタイムで見ているため，有効なアドバイスがしやすい。このような構造はセラピスト，そして最終的にはクライアントにとって有意義であるばかりでなく，セラピストやカウンセラーを目指す，トレーニーにとっても非常に有効な構造となっている。

(2) 精神力動的家族療法（アッカーマン・グループ）

先にも述べたように，MRIのジャクソンと共にファミリープロセス誌を創刊したのがニューヨーク家族研究所を主宰していたアッカーマンである。アッカーマンはアメリカ精神医学会でも中心的な位置にいた人物である。彼はカンザス州のトピカにあるメニンガークリニックに所属しており，1937年には児童相談所の主任精神科医となった人物である。アッカーマンが家族に注目するようになったのは，1930年代からと言われており，家族への注目という点で言えばニューヨークは家族療法発祥の地であったと言える。アッカーマンは主流派から異端視されながらも既に1940〜50年代には家族に焦点を当てており，治療者に家庭訪問させ，家族成員間の人間関係を観察させている。1957年に家族メンタルヘルスクリニックをニューヨークに設立し，この時期コロンビア大学で教鞭をとり，1964年にアルバート・アインシュタイン医科大学に家族療法部門が設置されると，アッカーマンは講師として迎えられ後進の指導にあたり，そして翌年1965年にはニューヨークに家族研究所（Family Institute）を設立する。そして1971年の不慮の死以後は，アッカーマン研究所（Ackerman Institute) と名称が変わり，ブロック（Block, D.）に受け継がれた。ホフマン（Hoffman, L.），ペン（Penn, P.）をはじめ，1980年代以降の家族療法の認識論的展開を支える弟子も，この研究所と深く関わっている。アッカーマンの家族の見方は精神分析的な色彩が非常に強く，彼の著作の中でもフロイトの名がしばしば登場する。また，実際には精神分析的な個人療法も行っていたようである。現在では少々古めかしい感もあるが，アッカーマンの業績は，当時，精神分析，個人療法が常識的であった精神医学界で，家族に焦点を当てその必要性を説き，精神分析の理論を家族療法の理論へと昇華させたことにある。しかしながら1970年代以降，家族療法は，精神分析的なものからシステム論的認識論に基づくものが主流を占めるようになっていく。

(3) 多世代派家族療法（ボーエン）

　ボーエンが家族に焦点を当て始めたのは1940年代後半からである。彼は1946年から1954年にかけてカンザス州トピカのメニンガークリニックに勤務していたが，1951年に精神分裂病の家族研究を始めた。当時，母子共生仮説と呼ばれる母子密着に関する仮説を抱いていたために，分裂病患者とその母親を1～2か月ほど共同生活させ観察していたが，その後母親以外のメンバーにも関心を抱き，父親をも含めて観察するようになった。1954年にワシントンの国立精神衛生研究所（NIMH）に移ったボーエンは，父母のみならず分裂病の家族全体を入院させて観察および治療を行っていく。が，上司や同僚からはこの研究の意義が理解されず，結局1956年に予算削減を理由に研究は中止されてしまう。その後1959年にボーエンはジョージタウン大学に移り，彼の家族療法の理論体系を形作っていった。こうして1957年から1963年にかけて体系化された理論が，ボーエンの家族療法の根本概念となった。1966年に6つの概念が紹介されるが，これらは自己分化，三角関係，核家族の情動過程，家族投影過程，多世代伝達過程，同胞順位である。そして70年代になり，情動遮断，社会の情動過程の2つが加えられ，ボーエン理論の8つの基礎概念が作りあげられていった。ボーエンの特徴は，自己の分化，すなわち知性システムと感情システムの分化および融合状態が，人間関係においても分化した人間関係，融合した人間関係を生み，融合状態が世代間にわたり伝達されて症状を形成するという点にある（表1-1）。なお，1990年にボーエンは肺気腫で他界している。

表1-1 ボーエンのシステム理論

①三角関係化（triangling）
　二人で構成される感情システムが不安定 → 第3者を引き込み3人でシステムを構成。この三角関係は2者の緊張状態を和らげるが、意味のある問題解決を阻止。例：妻が夫に対する苦情を実家の母親に言う、もしくは息子、娘に言う。

②核家族の感情過程（Nuclear Family Emotional Process）
　夫婦関係での緊張状態があるとき、構成員は個々のまたは家族システムの安定感を保持するために以下の4種類のメカニズムを利用。
　(a)感情遊離（emotional distance）：人間関係における感情的反応をしないこと。互いに口を利かない、寝室を別にする、目も合わせない、仕事や他の活動に没頭など。
　(b)夫婦衝突（marital conflict）：夫婦で衝突つまり夫婦喧嘩をすること。融合と不安の悪循環に伴うジレンマを最も安定して解決する。
　(c)配偶者の不適応（spouse dysfunction）：慢性化したストレスに対して自我意識が弱体化したほうの配偶者 → 神経症、胃潰瘍などの不適応、非機能的状態、さらには依存、他方が心配、面倒を見るといった状態。
　(d)子の損傷（impairment of children）：夫婦間の緊張によって、母親が子どもと過剰に融合するために子どもに不適応行動が生じる。

③家族投影過程（Family Projection Process）
　両親の自己分化のレベル（すなわち感情システムと知性システムの分化）が子どもたちに伝えられる過程。多くの場合対象は長子となる。

④分化の尺度（Scale of Differentiation）
　感情システム、知性システムの分化の概念尺度。0（未分化）〜100（分化）。低分化な人間ほどストレスに影響を受けやすいが即病理につながるわけではない。
　0〜25（低分化度）：家族や他者に感情的に融合しており、知性システムは感情システムに埋もれているような人生を送る。
　25〜50（中分化度）：感情性が高く、他者に対する感情的反応を中心とした生活。目標に向かって行動可能だが、常に他者からの称賛のため。
　50〜75（中高分化度）：知性と感情が適度に分化、多少のストレスでは融合しない。適度に発達した自我意識。
　75〜100（高分化度）：感情と知性が高度に分化。物事を知性で判断。融合の危険少。自由に親密な人間関係にとけ込むことが可能。
　ボーエンによれば分化度60以上は稀。

⑤多世代伝達過程（Multigeneration Transmission Process）
　家族投影過程の拡大版。家族投影過程は子から孫へ、孫から曾孫へと多世代に伝達する。伝達の過程で分化度は子＜親となるため、子や孫はますます分化度低下していく。精神分裂病の発病は普通8〜10世代の伝達過程が必要と考えられ、犯罪行動、アルコール中毒、肥満症などは多世代伝達過程の産物と捉えられる。

⑥感情的切断（Emotional Cutoff）
　親の感情的融合（極度の愛着心）から身を守る子の手段。子が親との感情的結びつきを切ること。
　例：親との話し合い回避
⑦同胞での位置（Sibling Position）
　つまり長男か3女か末っ子かということ。同胞での位置はその個人の分化度に重要な影響を与える。
　機能的位置：実際の位置のみでなく機能的位置も重要
　　例：長男であっても次男との間大　→　一人っ子機能大
　　　　長子何らかの要因で機能欠如　→　次男＝機能的長子
⑧社会的感情過程（Social Emotion Process）
　これまでの家族システムにおける理論が社会システムにも該当する。

(4) 構造派家族療法（ミニューチン）

　現在，構造派家族療法家として知られるミニューチンは，アルゼンチンのユダヤ人の家系に生まれ育った。彼はアルゼンチンで小児科学，アメリカ合衆国で小児精神医学を修めた医師である。その後，イスラエルにてユダヤ人孤児の処遇を，そして1960年代前半にはニューヨークに移り，主として黒人やプエルトリコ人などのスラム街の非行少年の処遇に当たった。家族療法家としてのキャリアは1965年にフィラデルフィア児童相談所（Philadelphia Child Guidance Clinic）に赴いたことがきっかけとなった。彼は1975年までフィラデルフィア児童相談所の所長を務めたが，この時期は戦略派のヘイリーがフィラデルフィアにいた時期でもある。ヘイリーが戦略的アプローチをまとめていったのに対して，ミニューチンは構造的アプローチを，構造派家族療法の古典的なテキストとなった『家族と家族療法（Families and Family Therapy）』として1974年にまとめ上げた。1976年には，この児童相談所内に家族療法訓練センター（Family Therapy Training Center）を立ち上げ，1981年までそのセンターの所長として，さらにはペンシルヴァニア大学の小児科学および児童精神医学の教授として活躍した。もともとペンシルヴァニア州は1940年代の後半からローゼン（Rosen, J.）らが精神分析に基づく家族療法を始めており，ボーエンにも影響を与えていた。また，テンプル大学ではシェッフレン（Sheflen, A. E.）が精神分析学の立場から関心を示し，ボスゾメニィー＝ナージ（Boszormenyi＝Nagy, I.）が家族と精神分裂病の研究プロジェクトを東部ペンシルヴ

ァニア州精神医学研究所にて組織するなど，比較的早期から家族に対する関心が盛んな土地柄であった。彼はアッカーマンに師事していた時期もあり，主に貧困家族を中心として臨床実践を積み重ねていたが，MRIやボーエンなどに比べると，10年あまり遅れて家族療法家としてアイデンティティーを獲得した。しかしながら，構造的アプローチは，彼がスラム街などの貧困家庭のセラピーに従事したということもあり，非言語的，実行的なアプローチをその特色とし，また，拒食症に対するアプローチとしては非常に評価が高い。ミニューチンのアプローチは構造派とも呼ばれるように，システムを構造として捉える点が特徴的である。家族構造の捉え方としては，一つは境界線，そして提携，権力がある。境界線には固い境界，明瞭な境界，曖昧な境界があり，提携には第三者に対する敵対関係を含む二者間の提携である「連合」と敵対関係を含まない「同盟」がある。またミニューチンは家族成員間の影響力である権力にも着目し，特に親ではなく子どもが権力を握っている場合を問題にした。ミニューチンの治療においては，この構造の再構築を促す介入を行う。具体的には，セッション中に実際の家族交流を家族に演じさせ，具体的に行動を指示するエナクトメント（例えばランチセッション），戦略派やMRIアプローチで使用される症状処方やリフレーミングのような介入も行われる。また，面接初期にセラピストが家族へ合流するためのジョイニング（トラッキング，アコモデーション，マイムなど）も使用される。1996年に第一線を退き，現在はボストンにあるパトリシアに住んでいるが，マスターセラピストの一人として家族療法界で厳然たる力を保ち続けている。

(5) ミラノ派（システミック・アプローチ）

ミラノ派のシステミック・アプローチ(Milan systemic approach)は，MRIやヘイリーなどと共に戦略派にまとめられたり，システミック派とも呼ばれたりもする。このミラノ派は，時代によってメンバーや考え方が大きく変化する。ここではミラノ派の歴史を3つに分けて解説する。

第1期：ミラノ派形成（1967～1975）

もともと女性の内科医であり，その後精神分析家になった精神科医セルビーニ・パラツォーリ（Selvini Palazzoli, M.）が，1967年，イタリアのミラノに

家族療法研究センターを設立したことから始まる。1971年，イタリアの精神病患者の脱施設収容化に関心があった精神科医のチキン（Cecchin, G.），チキンと同じ関心を持ち，アメリカのアッカーマン研究所で研修を受けた精神科医のボスコロ（Boscolo, L.），および新米の精神分析家時代にMRIの研修を受けた精神科医のプラタ（Prata, G.）と共に，パラツォーリはそれまでの精神分析的セラピーを離れた。そしてこの4人のグループで，ワツラウイック，ジャクソン，ヘイリー，ベイトソンの文献購読，ワツラウイックの招聘などを通して，MRIを中心とするシステミックな家族療法の研究を精力的に進めた。こうして，この4人をメンバーとするミラノ派が誕生した。初期のミラノ派の中心概念は「家族ゲーム」である。この時期のミラノ派は明らかにファーストオーダー・サイバネティクス（p.17参照）の認識論に基づいている。分裂病患者がいる家族は永続的でパターン化された相互作用を繰り返していると考え，これを「家族ゲーム」と名付けた。このような家族では相称的関係が存在し，各家族メンバーは自分が皆より一段上に立とうと試み，同時に他のメンバーを低い位置に置こうとする動きがある。このような動きから身を引くと，それは負けを意味する。結局，関係を続けることも止めることも困難となり，「関係自体を否定する」行動，つまり分裂病的行動をするようになる。その中で，矛盾し混乱した逆説的メッセージが行き交い，いかなるメッセージ（セラピストのそれも含む）も無効化され，現在のシステムが維持される。初期のミラノ派は，家族をこのように考えた。これらの考え方には，家族をホメオスタティック・システム（平衡を維持するシステム）と捉えること，家族は同じ行動パターンを繰り返すこと，矛盾し逆説的なコミュニケーションが行われること，といった前提が含まれている。このような逆説的メッセージの行き交うホメオスタティック・システムに対し，「対抗逆説（カウンター・パラドックス）」的な介入をすることで，変化を生み出そうとした。すなわち，変化を求めて来た家族に，「肯定的意味付け（positive connotation）」によってすべての家族メンバーの行動・症状は「家族の現状維持のために意味がある」とセラピストから言われ，したがって「変化するべきではない」と伝えられる。この逆説に反応するために，家族は変化せざるを得なくなる。あるいは，「家族儀式（family rituals）」を処方することで，家族ゲームのルールを行動的・象徴的に顕在化させたり，新しいルールを導入することで，家族が変化するきっかけを生み出そうとした。

第2期：仮説化，円環性，中立性（1975〜1979）

1980年に，「介入をヒットさせるためにどうすべきか」という問いに答えるべく，ミラノ派は面接のためのガイドラインである「仮説化，円環性，中立性 (Hypothesizing, Circularity, Neutrality)」を発表した (Selvini Palazzoli, M., et al., 1980)。この論文はベイトソンの著書を徹底して読み込み，その概念を見事に臨床実践のガイドラインとしてまとめたものである。ミラノ派は最も忠実なベイトソニアンとして知られるが，その傾向が明確に打ち出されたのがこの時期である。この論文の要点は以下のとおりである。

まず仮説化によって，面接中に出てきた情報を組織化でき，同時に仮説に基づいて新しい情報を探索できる。円環性とは，関係についての質問に対する家族の反応を基に調査を進める，セラピストの能力のことである。つまり，仮説を基にセラピストが質問し，家族が答え，その答えや反応を基に，仮説の修正をしたり次の質問をしたりする能力のことである。そのための工夫として，後に円環的質問法（circular questioning）と名付けられる独特の情報創出のための質問法の原型が提案される。また，セラピストがシステム論的に実践するには，いかなる判定をすることもなく，いかなる連合も組まずに，情報収集とフィードバックの促進をすべきであり，そのための原則が中立性である。このようにして，面接中のセラピストと家族のやりとりに焦点が当たるようになり，その後は面接による新しい情報の創出自体が治療的と見なされるようになっていく。特に，ボスコロとチキンはこうした方法を重んじていたようである。

第3期：ミラノ派分裂とそれぞれの発展（1980〜）

70年代後半，パラツォーリとプラタは研究に専心し，ボスコロとチキンはトレーニングに専心するようになる。その結果，ミラノ派は2つに別れて仕事をすることが多くなり，1979年以降，理論的にも実践的にもそれぞれ独自の道を歩むようになる。ボスコロとチキンはミラノ家族療法センターと改称した施設にて家族療法家のトレーニング，ワークショップに重点を置くようになった。一方，パラツォーリとプラタは，新家族研究センターを設立し，精神分裂病と拒食症に関する研究を継続していく。しかし，1986年プラタも新たな家族療法トレーニング施設を設立し分裂した。

〈パラツォーリとプラタ〉

彼女らは，精神分裂病と拒食症の家族の研究を続けた。彼女らの代表的なアプローチ法は「定常法（invariant prescription）」である。これは，どのような家族にも同一の介入をするため，このように名付けられた。この方法では，以下の手続きがとられる（Gelcer, E., et al., 1990）。

第1回面接：拡大家族を呼んで，家族ゲームについての家族メンバーの見解や家族史について，情報を収集する。ここでは介入はせず，葛藤を直面化させることもなく，現在の症状に焦点が当てられることはない。家族ゲーム（問題をめぐる家族ゲームを含む）の情報収集に徹する。

第2回面接：核家族を呼んで，前回からの変化をまず聞く。それから，家族（主に子ども）から，核家族内のゲームについての情報を集める。ここでも症状は焦点とならない。最後に，このような家族療法を続ける意思があるかどうかが確認され，終わる。

第3回面接：両親だけを呼んで，前回の面接の反応を両親がどれだけ観察できたか，現在の家族ゲームの様子がどうかなどをセラピストは尋ねる。そして，治療への動機づけの高さが確認される。動機づけが高い場合，「両親の秘密」「観察メモ」の2つの課題が処方される。「両親の秘密」は，両親が他の家族メンバーに「われわれには秘密がある」ことを宣言するものであり，両親連合の促進が目的である。「観察メモ」は，秘密に対する他の家族メンバーの反応を両親がそれぞれ観察してメモする，というものである。

第4回面接〜第10回面接：両親だけを呼んで，観察メモの検討と両親の処方に対する問題の検討がなされる。変化が起こり続けている場合，両親が共同で問題対処できるよう話し合ったりもする。面接の最後に，両親連合を一層強化するため，両親がそろって外出したり，しばらく家を空けるように処方される。

このような定常法や家族ゲームの概念，またセラピストが強力に家族に介入していくスタイルからは，ファーストオーダー・サイバネティクス的なアプローチであると考えられる。

〈ボスコロとチキン〉

彼らは自分たちを「Milan Associates」と名乗り，世界中を回ってワークショップを行い，世界中から訓練生を受け入れている。理論や実践法は，面接中のやりとりに焦点を当てるようになった1980年以降の流れを引き継ぎ，基本的には3つのガイドラインに沿ったアプローチを続けている。ただし，構成主義（コンストラクティヴィズム）やセカンドオーダー・サイバネティクス（p.18参照）の影響を受け，セラピストと家族を一つの治療システムと見なし，その中での情報創出自体が変化を生む可能性を，より重視するようになってきた。そして，セラピストやチームの在り方は，そのときの家族の状況に合わせて柔軟に変化させていくことの必要性が強調されるようになった。また，チキン(1987)は，「中立性とは好奇心を作り出すこと」であり，さまざまな考え方や見方を受け入れることにつながると述べ，多様性を受け入れることの重要性を強調している。

3．1980年以後の家族療法の展開——理論的変遷の概略

前述のように家族療法や短期療法の理論の基となる考え方は，1980年代を境に大きく変化する。まず，1980年代以降から見た1980年以前の家族療法や短期療法の特徴を簡単にまとめ，その後どのように変化したかを概略していきたい。

(1) 1980年代以前

1980年以前，問題を抱える家族には「問題を支える何か（行動パターン，構造，ルールなど）がある」と仮定していた。そのため，家族のダイナミクスや家族構造に関して「正しい」情報を集めてその家族の「問題」を突き止め，それに対してセラピストが計画した介入を実行していくことが，治療上のテーマであった。また，セラピストと家族の間には一線が画され，セラピストは家族と独立した「観察者」，家族はセラピストと無関係な「観察されたシステム」と見なされていた。この時期の考え方として，セラピストと家族を合わせて一つのシステム（治療システム）と見なす考え方はなかった。後に，この時期のシステム論はファーストオーダー・サイバネティクス（first-order cybernetics）と呼ばれる（Hoffman, L., 1990）。加えて，この時期の治療において，

治療上考慮されるシステムは家族だけと言っても過言ではなく，クライアントを取り巻く，より広範囲のシステムや社会文化的システムはそれほど考慮されなかった。

(2) 1980年代以降

1980年以降の家族療法の流れは，人々の相互作用の中での創出過程，特に言語活動による創出過程，に焦点を当てる方向へ変化していった。この変化には，主に2つの考え方が大きな影響を及ぼした。1つ目は，セカンドオーダー・サイバネティクス（second-order cybernetics）である（Hoffman, L, 1990）。この考え方に基づくと，システムは「観察されたシステム」と「観察者」をともに含んだ「観察しているシステム」と見なされる。したがって，治療システムにおいて，セラピストと家族システム（クライアント・システム）を分けられないものとして考える。「観察されたシステム」だけを考えていくファーストオーダー・サイバネティクスとは，はっきり区別される。2つ目は構成主義（constructivism）と社会構築主義（social constructionism）である。どちらも唯一絶対の「現実」を否定する考え方である。前者は，「現実」は我々自身が相互的に「構成」したものであることを強調する。それは後に多く引かれているように問題を抱える家族は非言語を含む相互的な連鎖／拘束によって，その病理的な現実を構成していると考えるのである（長谷川，1991）。後者は前者を受けて，そのような現実を，現実として合意する／させる権力過程の分析から得られた社会学的な研究に源泉をもつ。そこでは「現実」は発見されるものではなく社会的相互作用を通して，また会話を通して合意されるものであると考える。そのため，セラピストークライアントの相互作用を展開する面接場面も，現実を創り出す場であると見なされる。"サイコセラピーは…（中略）…協力的な会話の中で意味を創造していく過程として捉えられる"（Gergen, K. J. & Kaye, J., 1992 [野村・野口訳，p.213]）。さらに，家族療法が多様な領域で応用されるようになり，その中での実践や他の考え方との相互作用が理論に影響を及ぼした。例えば，精神科患者のリハビリテーションに応用されたり，薬物療法から心理療法まで扱う行政サービスでの仕事に応用され，そこで得られた知見が理論にも影響を及ぼした（Campbell, D., 1999）。また，それまでの家族療法がジェンダーや文化的差異を無視していることに対するフェミニ

表1-2　1980年代前後における家族療法の理論的傾向の比較[注1]

《1980年代以前》	《1980年代以後》
・「問題」は客観的実体である。	・「問題」は人々の相互作用の中から構成されたものであり，客観的実体ではない。
・セラピストは「問題」を支える家族の構造やパターンに焦点をあてる。	・セラピストは可能性の拡大に焦点を当てる。
・セラピストは家族という問題システムの外側に立つ観察者であり，問題を「正確に」把握できる。	・セラピストとクライアントは1つのシステムを形作り，共同探索者として，問題や解決を話し合っていく。
・セラピストはシステムに外部から，特権的専門知識をもとにシステムを操作でき，変化を起こせる。セラピストは介入する人であり，変化を生む人である。	・セラピストとクライアントは1つのシステムの内部に位置し，そこでの相互作用（特に言語的相互作用）の結果，変化は自然と生じる。
・セラピストとクライアントは，専門家と非専門家の二分的関係にある。	・セラピストとクライアントは，平等で協調しあう関係にある。
・セラピストの焦点は家族システム。	・セラピストは，クライアントと，それを取り巻く環境や社会文化的文脈も考慮する。

ストらによる批判があった。例えば，「円還的因果論」や「相補性」といった概念は，「妻に暴力を振るう夫」のような不平等な関係があるケースにおいて，男性の責任と女性の弱さを隠蔽する概念だとして批判された。また，「システム」を考える際に「面接室で観察された家族システム」だけを考え，そのシステムの背景となる歴史や社会的要因，人種などを無視しているとして批判された。このような批判も，家族療法に影響を及ぼした（Hoffman, L., 1990）。これらに影響され，実践スタイルは次のように大きく変化した。

　まず，クライアントや家族の状態像を把握して介入する考え方から，セラピスト－クライアント間のやりとり自体が治療的であるとする考え方へ移行した。面接でのやりとり，それも言語的やりとりを通じた意味づけの過程に，最も焦点が当たるようになり，「会話」，「質問」が治療的効果を持つものとして脚光を浴びるようになった。それに伴い，戦略的介入に焦点が当てられなくなった。また，セラピストとクライアントが平等・対等であることが強調されるようになった。セラピストはクライアントと協同で問題について話し合うこと，そし

て何よりも問題や望む解決について一番よく知っている人，つまり問題や解決についての専門家は，セラピストではなくクライアント自身であることが強調されるようになった。このような歴史の中で，1980年代以降，それまでとは違うアプローチが生まれてきた。それらのアプローチをまとめて，ポストモダン・モデル（Postmodern model）と呼ぶことがある（Brown, J. H. & Christensen, D. N., 1999）（表1-2）。

4．1980年代以降の代表的な理論と技法

ここでは前述した認識論的な変遷を受け，1980年代以降の注目を浴びている家族療法・短期療法の新しい理論と技法の中から，代表的な4つのアプローチ法を取り上げてみたい。

(1) 解決志向アプローチ（Solution focused approach）

解決志向アプローチは，スティーブ・ド・シェイザー（de Shazer, S.）やインスー・キム・バーグ（Berg, I. K.）らによって提唱されてきた短期療法の一つのアプローチである（Berg, I. K., 1994; Berg, I. K. & Miller, S. D., 1992; de Shazer, S., 1985; 1991; 1994; de Shazer, S. et al., 1986; DeJong, P. & Berg, I. K., 1998）。彼らはミルウォーキーのBFTC（Brief Family Therapy Center）を活動の場としており，故にミルウォーキー派，BFTCアプローチとも呼ばれている。このアプローチでは，「問題解決」ではなく「解決構築」を目指す。「問題がどのようなものか」を描写するために時間を費やさず，むしろ「問題が起きなかったとき（例外）」や「どうなれば良くなったと言えるか」についてセラピストとクライアントが協力して話し合っていくのである。ド・シェイザー（1994）は"解決とは，セラピストやクライアントが問題ではないことや不満ではないことについて協力して話し合うことで構成されるのである。もちろん不満がいったいなんであるかを理解できるほど，不満ではないことを理解しないし，理解することはできないものだ（長谷川監訳，2000，p.73）"と述べ，解決がセラピストとクライアントの間で構成されること，また問題に焦点を当てることと解決することは別であると主張している。したがって実際の面接で，セラピストはクライアントらのリソースや目標をクライアントらと協同

で話し合っていく。例えば，「奇跡が起きて問題が全部解決したら，どうなっているか」を尋ねるミラクル・クエスチョン（Miracle question）や，現状を点数化したり「1点上がったら，何がどう変わるか」を尋ねたりするスケーリング・クエスチョン（Scaling question）といった質問が，目標作りのために使われる。また，例外やすでに起こっている解決についても尋ねられる。具体的には，問題がなかったときやそれほどひどくはなかったときのことが質問され，あるいはスケーリング・クエスチョンによっていくつかの時点における状態が数字で表され，比較的良いときは何が違うかが質問される。同時に，話し合う中でわかったクライアントのリソースや努力は，コンプリメント（compliment）という形で賞讃され，強調される。ときには課題を出していくやり方をとる。例えば，例外はあるがはっきり説明できないときに例外を観察する，あるいは解決像がはっきりしないときに「これからも続けて起こってほしいこと」を観察する観察課題（observation task）がある。また，解決像ははっきりしているが例外が認識されていない場合，解決が起こったふりをする課題（pretend task）を提案することがある。解決像や例外は不明瞭だが行動を起こす動機が強いクライアントの場合，何か違ったことをしてもらうように提案することがある。このように課題のレパートリーを技法として体系化している点で，他のポストモダン・モデルとは異なっている。しかしながら，クライアントの望む解決像を独特な質問法や課題によって明確化し，かつクライアントが生活の中で起こしている変化を逃さず解決に活かしながら，クライアントとセラピストが協力して解決を構築していくやり方は，ポストモダン的なアプローチと言える。

(2) **ナラティヴ・モデル（Narrative model）**[注2]

ナラティヴ・モデルは，書き換え療法（Re-authoring therapy）とも呼ばれている。マイケル・ホワイト（White, M.）やデービット・エプストン（Epston, D.）らによって発展してきたアプローチである（Epston, D. & White, M., 1992; White, M., 1986; 1992; White, M. & Epston, D., 1990）。彼らの理論を要約すると，次のようになる。人々が持つストーリーはその人々の行為や考え方の選択肢を制限する。そこで，問題を抱えるクライアントたちの持つドミナント・ストーリー（dominant story）を改め，違った新しいストーリー，

つまりオルタナティヴ・ストーリー（alternative story）の創出をクライアントたちとともに目指す。また，ストーリーは人々の相互作用を通じて生まれ，維持され，書き換えられると考える。このため，問題とされる人々の周囲の人をストーリーの書き換えに巻き込み，ストーリーに含めることも強調する。さらに，社会文化的期待やコントロールによってストーリーが制限されることも強調し，そのような期待やコントロールとの関係を見直すことも必要に応じて行う。ストーリーの書き換えのために，いくつかの方法や質問が使われる。最も中心的な方法は，問題の「外在化（externalization）」である。これは，人々にとっての問題を客観化または人格化するように励ます方法であり，これによって人々の内にあると見なされがちな問題と人々の距離を離し，問題との関わりを仕切り直す機会，あるいは今まで無視されてきた経験である「ユニークな結果（unique outcomes）」を同定する機会が得られる。この外在化のため，特に役立つ質問法が「相互の影響を尋ねる質問（relative influence questioning）」である。この質問法では，問題が人々の人生や人間関係に及ぼした影響と，反対に人々が問題に及ぼした影響（特に問題に対抗したときの影響）が尋ねられる（図1-1）。

　外在化の結果，問題との関わりが見直されたり，ユニークな結果が同定されたりすると，オルタナティヴ・ストーリーになるまでユニークな結果は筋立てられる。その過程で，「行為の展望に関する質問（landscape of action questions）」によってユニークな結果と現在・過去・未来のさまざまな行為との関連が尋ねられる。例えば，ユニークな結果の最近のプロセスが尋ねられたり（「どうやってこの一歩を踏み出す準備をしたの？」「これを達成したとき，どんなことを自分に言い聞かせた？」），ユニークな結果と他者との関係が尋ねられたり（「あなたが危機のとき，両親はどうやって一緒に行動してくれた？」），現在のユニークな結果と過去のそれを結びつけたりする（「最近の進歩の背景となった過去のことに気づいていますか？」「息子さんの今の功績の前兆であったと考えられる，過去の彼の行動は何ですか？」）。「自覚の展望に関する質問（landscape of consciousness questions）」によって，新たに展望された一連の行為の意味や，それが人間関係や自分自身にもたらす意味が尋ねられる。例えば，自分の特徴や望みを尋ねられたり（「この発展が，あなたの持ち味について何を語っている？」「この進展は，あなたが人生に望むことについて，

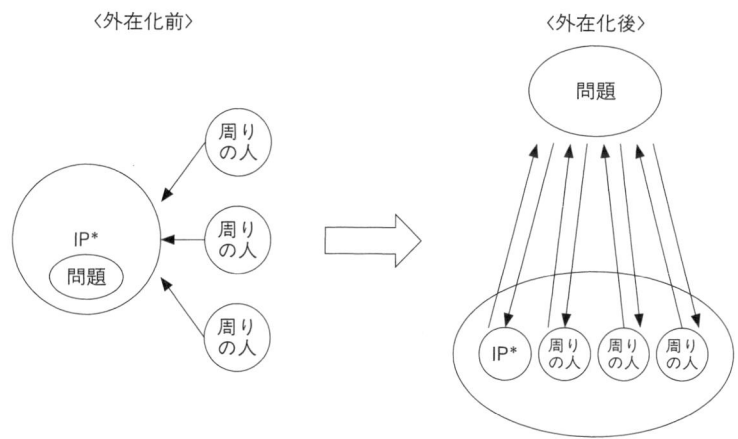

(＊IP は Identified Patient の略で問題とみなされている人を意味する。)

図 1-1　問題の外在化の概念図

何を語ってくれている？」），周囲の人に新しい一連の行為が意味することを尋ねたりする（「この発展を十分に理解するとき，娘さんが自分の人生にどんな意図を持っていたと言えますか？」）。

　このように，クライアントらに質問をしながら，ともにストーリーの再著述を試みていくこのアプローチは，会話を重視し，クライアントとセラピストが平等で意味を構成することを重視する。まさに，社会構築主義に沿った方法であると言える。

(3) リフレクティング・プロセス（Reflecting processes）

　リフレクティング・プロセス（リフレクティング・チーム（Reflecting team）とも呼ばれる）は，北ノルウェーのトロムソグループ，すなわちトム・アンデルセン（Andersen, T.）を中心としたグループによって発展したアプローチである（Andersen, T., 1987; 1991）。その最大の特徴は，面接方法にある。これまでの家族療法や短期療法では，セラピストがクライアントらと面接し，ワンウェイ・ミラーの背後にチームがその様子を観察し，面接途中でチームとセラピストがミラーの背後で話し合いをし，その結果をセラピストがクライアントらに伝える，という方法が一般的であった。リフレクティング・プ

ロセスでは，従来，ミラーの背後で行われてきたチームとセラピストの話し合いをしない。代わりに，面接途中で照明スイッチを切り替え，セラピストとクライアントらが観察・傾聴している前で，チームが面接を傾聴しながら感じたことや考えたことを話し合う（これをリフレクションと呼ぶ）。その後再び照明スイッチを切り替え，セラピストは家族にチームの話し合いについてコメントを求め，さらに面接を続ける，という面接方法をとる。このアプローチの理論的背景には，他の短期療法や家族療法と同様，ベイトソンの理論がある。特にアンデルセンが注目したベイトソンの概念は，「差異」あるいは「差異を生む差異」である。彼らは，適度な差異がもたらされることで，膠着したシステム（stuck system）に変化がもたらされる可能性があると考えた。このため，面接で目指すことは，多様な記述や説明をオープンに出し合う対話を通じて，新しい差異をクライアントらが見出せるようにすることである。これは，多様性（Multivesa）を重視することにつながる。リフレクティング・プロセスの面接形態は，リフレクション中にチーム・メンバーによって話されるさまざまなコメントや質問が，膠着したシステムにとって，それまでとは違った何か（差異）として受け取られる可能性を増大させる工夫の一つである。ほかにも，アンデルセンは，膠着したシステムにとって「変わった質問」，例えば比較や変化，仮説的な未来に関する質問をすることも，差異を生み出す工夫の一つであると述べている。なお，アンデルセンは差異を「小さすぎる差異」「適度な差異」「大きすぎる差異」の３種類に分け，システムに変化を起こすのは適度な差異であると述べている。適度な差異をもたらすために，セラピストは常に家族からの言語的・非言語的フィードバックに注意する必要性や，クライアントがノーを言える状況の重要性を強調している。もう一つ，リフレクティング・プロセスで重要とされる考え方に，内的過程と外的過程が並行して起こっているという考え方がある。治療システムにおいて，セラピストやクライアントが対話（つまり外的対話）をしているだけでなく，各人が個人内で「内的対話」をし，この２種類の対話が相互影響しながら進行すると考える。リフレクティング・プロセスの面接形態において，一方の側がもう一方の話し合いを傾聴する際，傾聴しながら内的対話が起こり，その後再び自分たち側の話し合いをすることで外的対話に戻ることになる。このような外的対話と内的対話を行き来することが，差異を生み出すとアンデルセンは述べている（図１-２）。

図1-2　リフレクティング・チーム

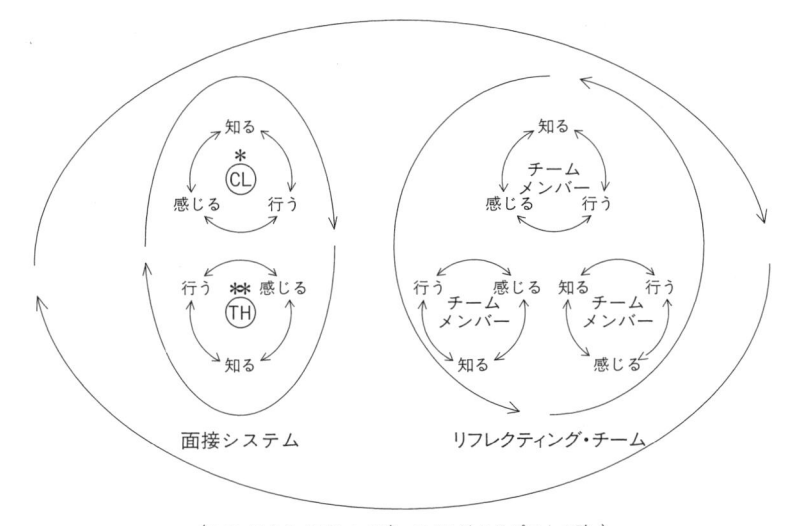

（＊CL はクライアントの略，＊＊TH はセラピストの略。）

　このようなリフレクティング・プロセスの前提は，セラピストやチームがクライアントよりもより高次の視点から介入するこれまでの短期療法や家族療法とは異なる。セラピスト，チーム，クライアントらが平等な立場から対等に意見や考えを出し合い，そこでの差異によって，膠着したシステムが自ら変化を起こす可能性を増やすといった，システムの自己治癒力を尊重したアプローチ方法である。ちなみにアンデルセンが最も影響を受けたのはミラノ派であると言われている。

(4) 協働的言語システムアプローチ（Collaborative language systems approach）

　これは，ハロルド・グーリシャン（Goolishian, H.）やハーレン・アンダーソンらによって提唱されているアプローチである（Anderson, H. & Goolishian, H., 1988; 1992; Anderson, H., 1997）。彼らはヒューストンのガルベストン研究所を中心に活動しておりガルベストングループとも呼ばれている。

　彼らは，解釈学や社会構築主義の考え方を徹底的にモデルに引き入れている。最大の特徴は，人間のシステムを言葉と意味によって成り立つシステムと捉えることである。サイバネティクス・モデルでは意味生成を扱えないとして批判

的であり，言語活動を通じて「現実」や意味が創られることを強調し，対話を通じた意味生成を重視する。「問題」は言語的活動によってその意味が引き出されてくると考え，その「問題」は語り手や文脈によって変化するものであると考える。また，システムの何らかの原因が問題を作るのでなく，人々がある問題を話し合うことを巡って「問題システム」が決定されると考える。このような視点に立つとき，当然，治療プロセスは対話の形を取ることになる。それを続ける中で，慣れたものが語り直され，話されていないことが話されて，その必然的結果として意味が変化していくと考える。問題を「解決せずに解消する（dis-solving）」のである。セラピストはクライアントの話を理解しようとするが，その理解に終わりはなく「唯一正しい理解」もない。理解するとは，そこにある何かを把握することでなく，新しい意味の構成であり，違った何かを生み出すことである。治療のねらいは，このような治療的な対話を通じて，うまく作用していない問題状況やストーリーを作用するものへと変化させることである。治療システムは言語を通じて意味を生成するシステムと考えられる。

　対話に参加している各人の「現実」が相互交渉できずに衝突するとき，対話は危機に陥り，平行的モノローグになってしまう。セラピストの役割は，対話を継続・促進し，多様な考えを受け入れるためのスペースを広げ，その中で意味，行動，感情などに新しいものを生み出す最適条件を作ることである。そのために，セラピストは「無知（not-knowing）」の姿勢をとることが求められる。つまり，セラピストが偏見を持つのは免れないが，偏見に基づいてクライアントの経験を解釈せず，クライアントの語りに好奇心を持って耳を傾け，早急な理解を避けながら会話を続け，その文脈の中で理解を「共同探索（shared inquiry）」していく姿勢が求められているのである。そのような探索の中で，質問は有効な道具として考えられている。クライアントは問題についての専門家，セラピストは対話プロセスの促進の専門家であると同時に会話のパートナーと捉えられる。一般的なセラピストが持つ専門知識や診断は一元的で可能性を広げないものと考え，役立たないものと見なされる。治療プロセスの中で，セラピストとクライアントは異なった立場から対話に参加しながら，考え，意見，観察されたこと，感情などを継続的に協力して交換し論じあう中で，セラピストとクライアントは相互に影響を与え合っていくのである。治療システムや面接中の話題はシステムが決めることであり，そのときどきの流れに応じ

て誰とどんな話をするかは変化する。したがって,「家族」という単位にこだわることはない。また,介入はクライアントが参加する会話の中で生まれてくるものと考え,セラピストやチームだけで介入をデザインすることはない。こういった対話による意味生成を重視し,セラピストとクライアントらがともに探索するアプローチは,ポストモダン・モデルの典型的なものと言える。

5. 最後に

　本章では1950年代の家族療法の先達が家族に焦点を当て始めた時代,そして1960年代,1970年代とさまざまなアプローチの発展・展開,さらに1980年代のセカンドオーダー・サイバネティクスなどの認識論的変遷を受けて家族療法がどのように変化していったのか概観してきた。この家族療法の歴史の中で,短期療法や物語療法が生まれた経緯に関しても触れた。

　次章以降では,パニック障害,抑うつ,不登校,非行などのわれわれ臨床家が日常出会うさまざまな問題に対する,家族療法,短期療法,物語療法の実践例に関して紹介していく。

注1：1980年以後,表に書かれているような理論的傾向が強調されるようになったが,だからと言って1980年以前の理論的傾向が捨てられたわけではなく,また1980年以前の理論的傾向は効果がないと結論付けられたわけでもないことは,ここで強調しておきたい。
注2：「ナラティヴ・セラピー (Narrative Therapy)」という名称を使用しなかったのは,この言葉が本邦では会話を重視する短期／家族療法の新しいアプローチの総称として使われることが多いためである。

2章　パニック障害

若島 孔文

不安神経症はフロイト（Freud, S.）が初めて独立させて記載したということは定説になっているが，そのフロイトこそが「パニック障害であった」というある専門家の意見は興味深い。もちろん，フロイトの時代にこの診断名は存在していなかったことは言うまでもない。

1．パニック障害とは

パニック障害は，DSM-IVにおいては不安障害に分類されている神経症領域の病気である。診断名としては，広場恐怖の有無から2つに分類されている。それは，広場恐怖を伴うパニック障害と広場恐怖を伴わないパニック障害である。「広場恐怖を伴う」というのは，混雑した人ごみ，バス，電車，車，デパート，エレベーターなどでパニック発作が生じたときに回避困難であるという不安を持つか否かということである。また，いずれにしろパニック障害では共通してパニック発作を経験することになる。パニック発作とは以下のようなものである。①動悸，心悸亢進，心拍数の増加，②発汗，③身震い，震え，④息切れ，息苦しさ，⑤窒息感，⑥胸痛，胸部不快感，⑦嘔吐，腹部の不快感，⑧めまい感，ふらつく感じ，頭が軽くなる感じ，気が遠くなる感じ，⑨現実感消失，離人症状，⑩コントロール喪失に対する恐怖，気が狂うことに対する恐怖，⑪死ぬことに対する恐怖，⑫異常感覚，⑬冷感，熱感。このように主症状が，動悸，息切れ，めまい，であるから，病院に行かずに市販の薬ですませている方も多くいるのではないかと筆者は推察している。

2. パニック障害の心理療法

　医学領域では薬物療法が主に適用されてきた一方で，臨床心理学領域では行動療法や認知療法などの心理療法が主に適用されてきた。しかしながら，パニック障害に見られる予期不安の低減において，短期療法が非常に効果的であるということを筆者らはこれまで多数報告してきた。「発作が生じるのではないか!」という予期不安を和らげることはパニック障害の治療において重要なポイントであると考えられるが，その際に行動療法的課題の導入や認知療法的説得は，直線的であるがゆえ，患者から抵抗を受け，治療が妨げられる可能性が高いのである。一方で，短期療法においては初期のころから抵抗を処理する会話の技術や介入技術を用いているため，このような抵抗を受ける可能性が低いのである。したがって，行動療法的課題や認知療法的課題を導入していくにあたっても，短期療法的な会話技術を用いることは，治療効率を上げることにつながる。

　どのような心理療法の技術を用いるにせよ，予期不安を和らげることが治療のポイントであることに変わりはない。この予期不安と症状は，悪循環の構造を構成していくのである。つまり，発作や症状が予期不安を喚起し，その予期不安がさらなる不安や発作，症状を喚起するという悪循環である。この悪循環は，脳内神経系の物質によっても解明されつつある。例えば，ゴーマンらは，DSM-Ⅲから不安障害の下位分類として採用されているパニック障害が予期不安を生み出し，予期不安が形成されるとストレスに対する過敏な状態が維持されるメカニズムを，神経解剖学的仮説によって示唆している (Gorman, J. M. et al., 1989)。これによれば，パニック発作は脳幹のニューロンの発火によって生じるが，この脳幹のニューロンの発火によって辺縁系のニューロンが繰り返し刺激されると，興奮性の刺激に対する閾値が低下するキンドリング（燃え上がり）現象が生じ，この閾値の低下はより予期不安を生起させやすくする，というのである。つまり，このモデルでは予期不安が発作や症状を生起させるという完全な説明をしてはいないが，発作や症状が予期不安を生起させることを説明しているのである。こうした悪循環を切断するアプローチが基本的には効果を発揮する。その代表的な技術が逆説介入である。

3．逆説（パラドックス）

　心理療法における逆説指示は，エリクソン（Erickson, M. H.）による「症状の利用」，ヘイリーの「逆説的な課題」，パロアルトグループにおける「症状処方」，家族療法ミラノ派における「対抗逆説（カウンター・パラドックス）」，森田療法における「絶対臥褥法」（森田，1960）などとして，今日までさまざまな症状や問題の治療に幅広く用いられてきている。

　神経症に対する心理療法としては，森田療法における絶対臥褥法があり，また，森田は耳鳴りのする患者に，「鳴るにまかせ，耳鳴りに注意しなさい」と指示したというエピソードを持つ。森田療法は，森田が定義する神経質に有効な治療技術とされているが，このエピソードに見られるような指示は，逆説とは言えないまでも，患者にとってはコミュニケーション上，逆説的に働いた可能性が高い。

　逆説指示は，これまで受け手の反発を導くことで治癒に向かうという説明や，治療的二重拘束として受け手がそれに従おうと従うまいと，治療者のコントロール下におかれるという説明が行われてきた。こうした説明に対して，確かに正当性を感じる一方で，医学や神経生物学などによる脳内神経系の研究が発展してきた現在，また違った説明が今後可能になるかと思われる。

　逆説指示をその技法として使用する短期療法や家族療法では，面接の最後に課題を提示することが多くの場合行われる。うまく課題を遂行させるために，課題を出す際，うまい言葉でパッケージ（包み隠し）したり，メタフォリカル（隠喩的）なメッセージを使用したり，患者が面接中に多く使用した言葉を課題の内容に盛り込む，などという方法が行われている。

　筆者の経験では，患者がその課題を実行することとしないことがある。しかし，神経症的予期不安を示す患者においては，逆説の課題を実施するか否かということよりも，むしろ面接中の会話において逆説の課題を提示したその時点で変化が生じているように思われてならない。言い換えると，治療者の逆説指示というものは，面接における会話中に患者の神経症的予期不安自体を直接緩和する安心感を与える一つの方法ではないか，ということである。

4．長期的にパニック発作に脅かされた事例

　患者（Identified Patient; IP）は大手メーカーに勤める40歳の係長であり，帰宅は毎日午後9時ごろと遅く，朝は仕事が始まる30分前に職場へ向かうという生活をしていた。家族は，IP，妻，IPの両親，小学生の長女と長男の6人家族であり，同居している。IPは仕事熱心で，仕事ができるタイプである。しかし，家庭のことは妻まかせで，家に帰っても一人でコンピューターに向かっていることが多い。

　12～13年前，結婚と前後して，動悸，めまい，頭に血がのぼる感覚などのパニック発作，および食物が飲み込めない，夕食はまったく食べられないなどの症状が出始め，M病院心療内科を受診。薬物療法に加え，入院絶食療法を受けるなどして3年間通院した。その後，K病院を受診し，紹介により，X年7月11日，当院を受診。1か月間入院し，退院後，外来通院となり，その後，自律訓練法を目的に翌年5月に入院したが，会社の事情からIPの希望で2週間ほどで退院し，退院後，外来で通院治療を受けていた。

　IPは他院で薬物中心の治療を受けていたが，一向に回復せず，当院来院時もさほど期待をしていなかったようであった。新しい担当医であるA医師は「受容，指示，保証」の姿勢で対応し，まずラポールをつけることに重点を置きながら前医の薬物の見直しを図った。その後12～13年間症状が持続している慢性化したパニック障害に対し，薬物療法だけでは限界があると判断し，A-T split制を導入し，短期（家族）療法を導入することを決め，筆者に依頼した。A-T splitとは専門的分割による治療的関わりを意味している。具体的には担当医による薬物療法，セラピストによる心理療法という専門的独立による協力を行ったわけである。A医師の説明に患者は同意し，X＋1年12月9日，筆者の担当する心理相談室に来院するに至った。

第1回面接（X＋1年12月9日）——患者の興味をひく

　IPとの出会いは奇妙なものであった。IPは外来患者であり，パニック発作に対する薬をもらうことを目的に来院していた。担当医である心療内科医の指示で，当院心理相談室を訪れたのだが，IPはセラピスト（以下，TH）に対して次のようなパラドクシカルな言葉を投げかけたのである。「もうこれ以上

会社に迷惑をかけられないから，通院することは難しいです」と。

IPは，12～13年前からパニック発作が始まり，他の病院で入院絶食療法などを試みたこともあり，自らの症状について無力を感じ，打ちのめされた様子であった。THは「わかりました。つまり，今日1回限りで治せばいいのですね？」と言葉を返した。IPはこの言葉に強く反応し，笑いながら興味を持った表情を示した。

次に「今後どのようになったら，今日ここに来て良かったなと思えますか？」と尋ねた。この質問はスターティング・クエスチョンといい，初回面接で筆者らが開始の質問としてよく用いるものである。IPは「症状がなくなればいい……普通の人間として生きたい」と述べた。THが「普通の人間とはどういう意味ですか？」と言及すると，「休みの日に家族と旅行したり，子どもと遊んだり，前のように何にでも挑戦できるようになりたいです」と述べた。また，THが「症状がなくなったら，今と何が違いますか？」と質問すると，「たぶん家庭が明るくなりますね。……病気になってから，妻や子どもを怒るようになりました。すぐカッとなるんです」と答えた。さらにTHが仕事についてはどうかを尋ねると，「虚勢を張って生きてますから……気負いがなくなって仕事ができると思います」とのことであった。最も状態が悪かったのは10年前であるということなので，スケーリング・クエスチョンを行い，そのころを0として，理想の状態を10とすると，今はいくつぐらいかを尋ねると，「3」と答える。1上がったら「夕飯が食べられるようになる」とし，ここで夕飯が食べれないことが明らかになった。「もし，寝ている間に奇跡が起きて問題がすべて解決したら，あなたは次の日の朝，どのように気づきますか？」という奇跡の質問（ミラクル・クエスチョン）に対しては，「家でへらへら妻にしゃべってます。歌を歌って……。会社休んで妻と遊びに行きますね。一番最初にデートしたところか，東京の街へ」と話した。

> **介入課題**
> ①朝か夜に，次の日の症状を予測すること，②妻とデートごっこをすること。

最後に，IPはイメージしていた心理療法とはまったく違っていたこと，話し合いが楽しかったこと，また面接室に来たいと述べ，退室した。

第2回面接（X＋2年1月13日）——信頼関係を結ぶ

　IPは入院をして，症状の除去に取り組みたいと，担当の心療内科医に申し出て，実際にX＋2年1月2日に入院した。入院当日に偶然インフルエンザに罹患して高熱を発し，入院の目的はパニック発作の軽減であったが，この予期せぬ出来事を利用して，担当医は一時，パニック障害に対するすべての薬物を中止した。

　THはパニック障害が完全に克服できる病気であること，すなわち，可逆性を説明し，自らの知識のすべてを使い，全力で治療に取り組むことをIPに伝えた。また，IPは「妻からは病気になってから怒るようになったと言われます」，「会社で何かあったとき怒りっぽいんだと思います」と話した。THは次回夫婦合同面接を行いたいと考えていることを伝え，病室を退室した。

第3回面接（X＋2年1月20日）——怒りへの対処

　THの意向を受け，本面接は夫婦合同面接となった。IPの妻はとても美人であり，2人は美男美女カップルという感じであった。ここでTHはヘイリーの言葉を思い出した（Grove, D. R. & Haley, J., 1993）。それはパニック障害には夫婦間の嫉妬というものが強く影響している可能性があるということである。

　妻は夫が「ずっと怒っていること」を問題とした。仮に問題が解決したら，解決したことにどのように気づくかを尋ねると，妻は「朝食の準備が遅れているときに怒らない。好みの物がないと怒っていたがそれがなくなる」と述べた。また，IPが必ず会社に始業30分前に着くように出勤することが明らかになった。IPは非常に仕事熱心であり，家族の中でのIPは「孤立した状態で疎外されていると思います」と妻が述べた。妻はIPに求めることとして「自分でできることはやってほしい！」と強く訴えた。また，IPは昨日から病院内で夕食を食べることができたと話した。これは例外的出来事である!!　THは担当医と話し合い，毎週末の外泊を認めることにした。

> **介入課題**
> 　①週末の外泊時（金曜日・土曜日・日曜日）に1回，症状を出すように夫が30分間努力し，妻は救急車を呼ぶよう電話の前で待機すること，②週末の外泊時，

> 1日だけ解決後のイメージを演技してみること，③外泊時，任意に半日を選び，怒ることを演じるようにし，いつ夫が演じているのかを妻が当てること。これらいずれかをやってみることを課題とした。①の課題は極端なことではあるが意図的である。こうした極端さは説得におけるフェイス・イン・ザ・ドア・テクニックであり，最初に極端なものを提示し，それとの対比の中で，②や③の課題の実行に対する抵抗が減少するのである。

第4回面接（X＋2年1月27日）——逆立ちをするという課題の提示

　外泊前の木曜日にパニック発作が起きたことを報告した。めまいがし，首筋が熱くなり，頭に血が上り，顔が熱くなる感じになったことを話した。症状に対する対処行動は「我慢する」こと，薬を飲むこと。IPには発作時に「もっとひどくなるのかな」という症状に対する予期不安が生じていた。金曜日は調子がよく，土曜日は朝から調子悪く，朝に薬を飲み，日曜日も朝から調子悪く，朝，昼，夜と3回薬を飲んだと言う。IPの洞察は「朝で決まります。今日出るかなと考えると出るんです」とのことであった。問題に対する例外として，THは金曜日に着目した。金曜日は外に出かけ，買い物をしたり，趣味のコンピューター屋に行ったと言う。また，課題である解決後のイメージを演じたのがこの日であった。一方，怒るように努力した日は土曜日であった。IPは「なんか怒れなくなってしまったんです」と述べた。THが怒らないことで何か違いがあったかを尋ねると，「子どもたちが近づいているんじゃないかと思いました。コミュニケーションがとれたんです」とうれしそうに話した。具体的には「下の子と風呂に入りました。寝るとき，その子がついてきたんです。家での生活にゆとりができたし，自然に子どもたちに話しかけていたんです」などと述べた。

> **介入課題**
> パニック症状が逆立ちしたときの感覚に似ているということから，外泊時に，症状が出始めたら逆立ちをする。それもなるべく子どもたちとやることであった。

　THは課題を実行したらどのような結果が生じるかをイメージするよう促した。すると，IPは課題を実行したとき，その結果として70パーセントはおさ

まるとイメージした。心理療法において課題を提示する場合，こうしたイメージを促すことは大切である。それはその課題を実行する可能性が高まるばかりでなく，良いイメージができること自体が解決につながるからである。

また，IPは「子どもにバカじゃないのと言われたらどうすればいいですか？」と尋ねてきたので，THは「"バカで〜す"と言い，"こんな面白いことはお父さん一人でやろう"と言ったらどうか」とアドバイスした。

第5回面接（X＋2年2月3日）——再び，逆立ち課題の提示

IPは，「目を開けていると少しクラクラするときがあります。朝が調子いいと一日いいんですが……目を閉じて横になるとすぐよくなるんですけど」と報告する。また，課題である「逆立ちをやったら，出なかったんです」と述べた。外泊時については「木曜日，クラクラしていました」「金曜日，クラクラが出ないような気がしたんですが，出ました」「土曜日，朝は調子が悪かったんですが昼寝してよくなり，夜，症状が出そうになり逆立ちをしてみました」「日曜日，軽くクラクラが出ました」「月曜日は出なかったんです」。

入院したときを0として，治った状態を10とすると，今「5〜6くらい」であるとした。怒りについては，怒ることがほとんどないということであり，「子どもたちといる時間が長くなりました。トランプをしたりして」と述べた。

> **介入課題**
> 朝にその日の症状予期を行うことから，裏のアプローチ（p.38参照）における悪循環的行動パターンの変化をTHは意図し，朝の行動パターンに違いを作ることを提案した。また，「逆立ちをしたら出なかった」と例外的行動パターンを述べていることから，第5回面接においても逆立ちをするよう指示した。

第6回面接（X＋2年2月10日）——逆立ちの効果について

課題について，THが尋ねると，逆立ちをして症状が出なくなったこと，外泊時に夕食も食べられるようになったこと，飲み込めるようになったことを報告した。朝の生活パターンは変えられなかったと言う。入院したときを0，治った状態を10として，今「8」であると答えた。症状が出ない理由を尋ねると，「症状が出てもそんなにひどくならないじゃないかと思えたこと」と述べた。

土曜日から月曜日までの外泊時，ひどい症状はなく，たまに目がクラクラすると話した。IPの対処行動は横になること。

> **介入課題**
> 変化はゆっくりを意識するように指示した。なお，IPはこの日2月10日から12日まで外泊の予定ということであった。

第7回面接（X＋2年2月17日）——確認という課題の提示

午後になると，クラクラしてきて，首から肩にかけて凝ってくると話す。クラクラは横になり目を閉じていると出てこないと言う。クラクラしているときにどういった対処行動をしているのかを確認する質問をすると，「首を振ったり，物を動かしてみたりしています」と答えた。つまり，目を開けたままクラクラを非意図的に確認してしまうのである。外泊時については，病院内より帰宅時のほうが出やすいこと，妻と子どもたちと一緒に買い物に行ったこと，怒りを感じることはなく，買い物の荷物を持ったりしたことを述べた。クラクラを表現すると，暗いところから明るいところに出た感じであると言う。良くなったことは，夕食を食べられること，パニック発作まで至ることはなくなったこと，気持ちや生活に余裕ができたこと，家族と話す機会が増えたこと，であった。IPは「治したい，妥協したくない」とモチベーションの高さを示した。

> **介入課題**
> ①寝付きが悪いとき，調子が悪いということから，また，朝の生活パターンに変化を与えるために運動（散歩など）をすること，②クラクラを非意図的に確認するという対処行動を，意識的に午後，症状の出やすい3時に毎日やってもらうこと，もし出たら何分続くか確認を続けて，記録することを指示した。

第8回面接（X＋2年2月24日）——確認の効果について

クラクラが減ったことを報告。確認をしていると，病室内の他者がうるさく，気が散って，クラクラがおさまってしまうと述べた。

> **介入課題**
> 確認をするとき，立ち上がって下腹を出すように指示した。これは，首，肩に力が入り緊張するのを防げることを意図したものである。

　IPは病気になる前は友達と遊びに行ったり，妻と遊びに行ったりしていたことを述べた。入院という安全地帯を保証し，一方で外泊練習をしながら，短期療法にて改善が見られたので，この時点で担当医は，自宅でも治療を継続し効果が期待できると判断し，X＋2年2月24日，退院し，通院することになった。

第9回面接（X＋2年3月3日）──退院後の状態について

　状態が良いことを報告した。THが「敵（すなわち"問題"である）がいないと勝負ができませんよ！」と言うと，夕食が飲み込めなかったらどうしようと不安になり，喉の通りが少し気になること，夜中，不安感を持つような夢を見て，目が覚め，症状が起きるのではと不安が強まった。しかし実際には症状は出現しなかったことで自信がついたことを報告した。認知的処理として，「いや，来ない！　来るはずがない！」と考えていたと言う。

> **介入課題**
> ①夕食の席替え，②夕食時，1回冗談を言うこと。

第10回面接（X＋2年3月10日）──挑戦する気持ちの出現

　半分は抵抗なく食べられたが，半分は少し意識してしまうこと，しかしそれにもかかわらず，食べられていることを報告した。「意識してしまうときには会話がなく，自分が食べられないと家族に悪いと思う。気を使わせたくない。嚙む回数が多いと飲み込みにくく，味もわからない」と話した。また，昨日，行く前は恐怖感と大丈夫かなという期待で，落ち着かない状態であったが，友人と外で食事をしたこと，パニック発作が生起して以来，外での夕食が怖く，外食できない状態が続いていたので自信がついたことを報告。また，第1回面接で「前のように何にでも挑戦できるようになりたい」と述べているが，IP

は転職を考えており，自分のやりたい仕事を始める計画について，一緒に食事した友人に相談したと述べた。さらに性欲が戻ってきたことを報告した。

> **介入課題**
> ①夕食時に味を確認すること，②冗談を言うこと。

以降も続けて月に1回，外来でフォローアップ面接を続けたが，パニック発作はなくなり，順調であると報告され，X＋2年8月4日のフォローアップ面接を最後として終結した。

5．ダブル・ディスクリプション・モデル

上述の事例では，短期療法における表裏のアプローチを用いた。表裏のアプローチとは，問題に対する例外的行動パターン，すなわち，すでにある解決を探索するBFTCの解決志向アプローチと，問題に対する例外が探索されない場合，例外行動を作り上げるべくこれまでと異なった問題に対する対処パターンを導入していくアプローチである。筆者らは前者を表のアプローチ，後者を裏のアプローチとして表裏のアプローチと便宜的（若島・長谷川，2000）に呼んでいた。あるいはマルチプル・ソリューション・フォーカスト・アプローチ（長谷川ら，2000）とも呼んでいた。しかし，これが単なる折衷と考えられ，誤解を生む面があったために，現在では，ダブル・ディスクリプション・モデル（若島，2001b）と呼ぶことにしている。「ダブル・ディスクリプション」とは二重記述を意味している。それは「2つ以上の情報が組み合わされるとき，そこから理解と介入に関する情報のボーナスが得られること」を意味している。家族療法が生まれたMRIの方法をベースにし，「問題が構成されないときの相互拘束パターン」と「問題を繰り返し構成する相互拘束パターン」を同時に記述し，両面から同時に介入を試みる方法の実践である。単一の方法でのアプローチよりもこのベイトソン（1979）の言うダブル・ディスクリプティブな記述を基に介入を計画するほうがより現実的で時間を短縮できることを確認している（若島，2001b）。具体的には図2-1の手順を毎回繰り返すことである。

この裏のアプローチはMRIアプローチの一般的な方法であるが，筆者らは

比較的良いときがあるか？

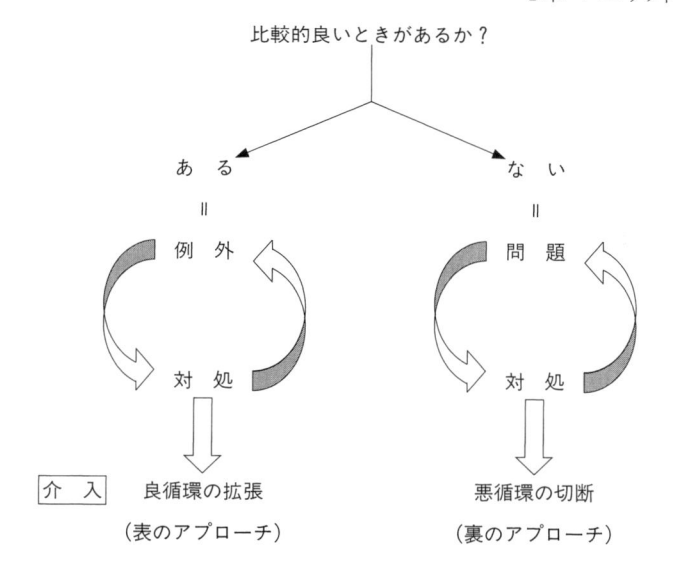

あ　る　　　　　　　な　い
　‖　　　　　　　　　‖
　例　外　　　　　　問　題

　対　処　　　　　　対　処

介　入　　良循環の拡張　　　悪循環の切断
　　　　（表のアプローチ）　（裏のアプローチ）

図2-1　ダブル・ディスクリプション・モデル
（二重記述モデル）

　MRIアプローチで言う問題－偽解決という概念よりももう少し広義に，相互拘束パターンと捉えている。つまり，症状を含めた問題行動というものが対人的相互交渉を含む環境との相互作用の中で支えられ，維持されていると仮定する。これは，個人の行動というものは他者の行動を制限し，他者からの行動がまたその個人の行動を制限することで，一定の相互作用パターンが構成されるというコミュニケーションの一般的性質に基づくものである。

　しかし，詳細に観察すると，問題行動に付随する相互作用パターンは常同的パターンを示さず，必ず揺らぎが見られる。例えば，個人の問題行動に対して，他者はA反応，A′反応，A″反応など，A群と呼べる反応を示すパターンを示すが，そこに必ずB反応，C反応などという例外的反応パターンが隠されているわけである。こうした例外的相互作用パターンを長谷川（1998）は「拘束からもれる拘束」と呼んでいる。しかし，人間の意識の性質はとかく問題に向かいやすいため，例外というものに気づきにくいものである。

　上述の事例では，具体的な解決後の行動をイメージすることはできたが，実際の生活において，そのような解決後の行動がすでに行われているときはなく，問題に対する例外を患者と共に探索することは困難であった。そこで，裏のア

プローチとして問題に対してこれまでやったことのない行動を指示した。とりわけ逆説的行動が予期不安の低減に役立つため，パニック障害の事例では逆説介入が決定的に有効である。具体的に振り返ってみたい。

第3回目の夫婦合同面接では，パニック発作に付随する夫婦の問題に焦点を当てた。問題は夫がいつも怒っていることであった。夫の怒りに対して，MRI アプローチの技法の一つである逆説を用いた。具体的には，帰宅時に夫が演技で妻の前で怒りを示し，妻はそれが演技であるか演技でないのかを当てるという介入を提示したわけである。

第4回目の面接で，IP は「怒れなくなった」と報告している。この怒れなくなったという行動変化に伴い「子どもたちとの心理的距離の縮まりを感じた」と述べている。一般的にパニック障害患者の多くは発作に付随して，内向的で，個人的行動パターンを取り始めることも少なくなく，対人的交流パターンを作り出すことは役に立つものである。また，第4回面接では，「パニック症状が逆立ちをしたときの感覚に似ている」と IP が述べたことから，この IP の洞察を利用し，逆説介入をさらに行っていく。すなわち，対人的要素である子どもを取り入れ，子どもたちと共に逆立ちをするよう指示したわけである。これは意図的にパニック症状と同様な身体的感覚を作り上げるというパラドックスであり，いつもと違う問題に対する対処パターンを創造することを意図した介入である。

第5回面接で，IP は，逆立ちをしたら発作に至らなかったこと，また，「朝調子が良いと1日良い」という例外について報告している。第7回面接では「目がクラクラするような気がする」というパニックに至るサインとなる症状が残っていることが語られ，予期不安を示した。目がクラクラするとき，必ずクラクラしていることを確認してしまうという対処パターンがあり，この対処パターンに相違を生み出すために，この症状が起こったら，時間を計ってもらうよう指示した。これ以降，パニック症状が消失したことが語られた。

6．広場恐怖を伴うパニック障害と診断された女性の事例

広場恐怖を伴うパニック障害と診断された35歳の女性である。とても美しく，神秘的な印象を与える。大通りや橋の上を車で運転して通ることやスーパーで

の買い物，デパートの上階に行くこと，エレベータに乗ることが困難であった。

　この女性は最近離婚し，離婚したことにより一人で子どもたちを養育することになった。2人の子どもは元気のよい子どもたちで母親は親としての十分な能力を発揮していたことは間違いがない。むしろ子どもたちに対して納得できる養育をしていかなくてはならないと考え，イライラしてしまうことも多い。心や心の病に関しても勉強しており，離婚や不安発作が子どもたちに悪影響を与えているのではないかと常に心配している様子を語った。この女性にとって資源となるのは実の両親と兄弟である。しかしながら，厳格な両親は離婚というものを許しはしなかった。この女性もまた過去の母親との関係を語り，自分自身がアダルトチルドレンではないかと考えることもある。

　パニック発作が始まったのは，結婚後，間もなくであった。常に発作の不安が伴っていたものの，夫はとても献身的であった。しかしながら，夫は浮気をして，離婚することになった。これまでも心理療法を受けていたが，筆者が担当するようになったのは離婚後間もなくである。セラピストからは，離婚をしたことが両親との新たな関係を築き，彼女が広場恐怖と立ち向かうためのきっかけを与えているようにも思えた。パニック発作自体よりも，離婚後の養育不安を彼女は問題とした。しかしながら，発作によって行動が制限されていることから，発作自体の解消をまずは目指していく方針をとった。

　セラピストは本患者が次のように語ったことに着目した。「この前パニック障害のテレビを観て，治った人がでていました。その人の症状が私にすごく似てるんです」。そこでセラピストはその言葉を利用し，次のように会話を進めていった。「そうですか，似ていたんですね。ところでその人はどのようにして治ったんですか？」。本患者は行動療法によって治癒したと述べた。そしてセラピストは次回以降に行動療法を行うことを約束した。その後，実際に大通りを運転することにチャレンジしてもらった。まず，患者に車に乗ってもらい，助手席には研修生が乗った。そして「これから行くんですよ。イメージしてください」と強調した。これはMRI短期療法，すなわち，裏のアプローチにおける逆説メッセージである。続いて，0点をまったく不安でない，100点を非常に不安として今いくつかを尋ねた。すると「60」と本患者は答えた。そして本患者はこの課題を無事やり終えることができた。次に携帯電話を持たせて一人で大通りを運転することをセラピストは提案した。患者は不安を80点とした。

そこで車に乗った患者に対してTFTを実施した。すると患者は「不安について考えられなくなった」と述べ，この課題をもクリアーした。TFTというのは思考場療法と呼ばれる技術であるが，ここでEMDRとTFTについて少し解説したい。

7．EMDRとTFT

EMDRやTFTはPTSD，恐怖症，パニック障害に対して特に効果的とされるブリーフサイコセラピーである。EMDR（Eye Movement Desensitization and Reprocessing；眼球運動による脱感作と再処理）はMRIのシャピロによって1987年以降に開発された技法である（Shapiro, F., 1995；市井・熊野, 1999）。

(1) EMDRについて

EMDRの手続きは次のようなものである。①問題場面をイメージさせる，②その場面によって促がされる感情をSUDs（Subjective Units of Distress：その気持ちをまったく感じないを0，非常に強く感じるを10としたスケール）で評価する，③その場面が問題でなくなったときどのように考えられるかを仮定し，その認知のもっともらしさをVOC（Validity of Cognition：まったくそのとおりではないを1，まったくそのとおりを7としたスケール）で評価する，④問題場面とそれに伴う認知をイメージする，⑤眼球運動（左右に振られた指を追う）を約20回行い，深呼吸させる，⑥再びイメージさせSUDsを評価する，⑦眼球運動およびSUDsの評価を繰り返す，⑧SUDsが1以下に低下した場合VOCを評価し，問題場面と共に肯定的認知をイメージさせ，同様の手続きを行う。以上が基本的手続きである。

EMDRの最近の研究動向としては主として2つの方向性で研究が進んでいる。一つは治療プロトコールについてのものであり（Devilly, G. J. & Spence, S. H., 1999; Jongh, A. et al., 1999），もう一つは適用範囲をめぐるものである（Young, W., 1994; Lazrove, S. & Fine, C. G., 1996; Feske, U. & Goldstein, A. J., 1997）。また，少数ではあるが治療過程における生理・神経学的な変化を捉えようとする試みもある（Rogers, S. et al., 1999; Levin, P. et al., 1999；

田山，1999)。EMDRの治療効果についてはおおむね支持される方向にある一方で，メカニズムはいまだわからないことが多い。

シャピロによると，人間には心を乱すような経験を健康な心理状態に導くような情報処理システムが備わっているという。しかし，PTSDのような衝撃的経験はそのシステムを機能しない状態にし，そのとき知覚されたものが脳の神経システムに固着されるという。したがって，処理システムを機能するよう促すことがPTSDの治療に役立ち，それを促すのがEMDRであるということになる。シャピロは，MRI短期理論の生みの親の一人であるウィークランド（Weakland, J. H.）が亡くなる直前にEMDRの治療メカニズムについて彼と対話を行っている（Levin, C. et al., 1994）。そこでは治療プロトコールの影響とEMDRがもたらすリフレーミング（reframing）効果について語られている。

(2) TFT について

次に，感覚器への刺激を治療過程で使用するという意味でEMDRと類似しているのがTFT（Thought Field Therapy；思考場療法）である（Callahan, R. J., 1999）。これは米国のキャラハン（Callahan, R. J.）により開発された技法である。本邦では高崎吉徳医師によって紹介がなされ始めた。

その治療理論であるが，場にふさわしくない欲求や感情面での思考を調整する，というものである。そして，不適切な思考をしているまさにそのとき，ある順序で一連の経穴（けいらく）に対して指で刺激を与えるというものである。TFTの基本的手続きは次のようなものである。①問題について考え，まったく大丈夫を0，最悪を10点として現在の感じを評価させる（SUDs）。②問題について考えながら，2本の指で眉頭－目の下－脇－鎖骨下の各スポットを各5〜6回，タッピングを行う（図2-2a）。③再びSUDsを行う。④2点以上改善しなければ主要系列の最初に人差し指，手の甲（薬指と小指の間），掌底の各スポット（図2-2b）を付け加え，①②を繰り返す。さらに⑤手の甲をタップしながら眼球運動やハミングをする，などという手続きを取る。

以上，TFTとEMDRの特徴は，感覚モダリティーへの刺激とそれに先立つネガティブな記憶・感情の誘発といった2つの要素が治療上不可欠であるということである。

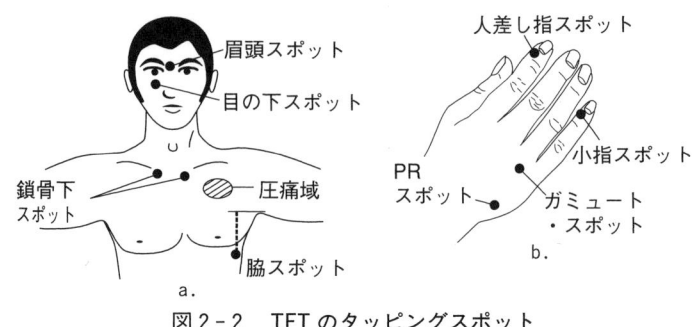

図2-2　TFTのタッピングスポット

　行動療法で言う暴露法は有効な治療法であるが，（薬を飲まない患者と同様に）行動療法にのらない患者が以外に多いことに臨床家は気づいていると思う。こうした患者に対して本事例では短期療法における「利用化」「逆説」そしてTFTを用いて行動療法を導入していったのである。

　さて，本患者はこのように少しずつ行動範囲，できることを拡大し，仕事を見つけ働き始めた。養育の過程でいろいろなハプニングが起こる中，やらざるをえない状況で，子どもたちのために6階まで本を買いに行けたり，また，日常生活において比較的大きな通りも運転しなくてはいけないよう拘束された。「母は強し」！

8．最後に

　パニック障害に対するアプローチで特に重要なことは「症状が出たらどうしよう」「ひどくなったらどうしよう」という予期不安を導く個人の思考，行動パターンの悪循環を見立てることである。しかしながら，できる限り対人的相互作用という周辺部分の悪循環パターンを見立てて，それを切断すべく介入していくほうが効果的である。つまり，個人の思考，行動パターンの悪循環を支えている対人的相互作用の悪循環を見立てて介入していくのである。というのは，個人の思考，行動パターンの悪循環に直接介入すると強力な抵抗に出会うことになるからである。

3章 抑うつ

佐 藤 宏 平

　"抑うつ"という問題は，ヒポクラテスが黒胆汁の過剰にその問題の所在を求めているように，ギリシア時代から着目されており，非常に長い歴史を持っている。このような歴史の中で，比較的最近に限ってみてもさまざまな要因が主張されており，また現在精神科をはじめとする治療機関においても非常に一般的な問題である。本章では"抑うつ"という問題に対する短期／家族療法的アプローチを事例を通して述べていくが，まず抑うつに関して整理しておく。

1．うつ病とは

　抑うつという問題を考えるにあたって，医学領域から与えられた診断名であるいわゆるうつ病を無視するわけにはいかない。現在，APAの診断基準となっているDSM-IVでは，うつ病は，躁病と共に気分障害に分類されており，いわゆる内因性のうつ病は大うつ病性障害（Major Depressive Disorder）との診断名が与えられる。これは抑うつエピソード（表3-1）を主とする疾患であり，分裂病エピソードなどの他のエピソードでは説明が付かないことが診断根拠となる（表3-2）。さらに，従来抑うつ神経症と呼ばれてきた比較的軽度の抑うつ気分が長期間続く状態には気分変調性障害（Dysthmic Disorder）との診断名がある。またこれ以外のものは，躁状態を含む双極性障害の一状態としての抑うつがあるが，本章における扱う抑うつは単極性の障害に限定して話を進めていくことを前もってお断りしておく。

表3-1　DSM-IVによる大うつ病エピソード（DSM-IV, 高橋訳, 1995）

A. 以下の症状のうち5つ（またはそれ以上）が同じ2週間の間に存在し，病前の機能からの変化を引き起こしている；これらの症状のうち少なくとも一つは，(1)抑うつ気分，または(2)興味または喜びの喪失である。
   (1) 患者自身の言明（例えば，悲しみまたは空虚感を感じる）か，他者の観察（例えば，涙を流しているように見える）によって示される，ほとんど一日中，ほとんど毎日の抑うつ気分。
   (2) ほとんど一日中，ほとんど毎日の，すべて，またはほとんどすべての活動における興味，喜びの著しい減退（他者の言明，または他者の観察によって示される）。
   (3) 食事療法をしていないのに，著しい体重減少，あるいは体重増加，またはほとんど毎日の食欲の減退または増加。
   (4) ほとんど毎日の不眠または睡眠過多
   (5) ほとんど毎日の精神運動性の焦燥または制止（他者によって観察可能で，ただ単に落ち着きがないとか，のろくなったという主観的感覚ではないもの）。
   (6) ほとんど毎日の易疲労性，または気力の減退。
   (7) ほとんど毎日の無価値感，または過剰であるか不適切な罪悪感（妄想的であることもある。単に自分をとがめたり病気になったことに対する罪の意識ではない）。
   (8) 思考力や集中力の減退，または決断困難がほとんど毎日認められる（患者自身の言明による，または，他者の観察によって観察される）。
   (9) 死についての反復思考（死の恐怖だけではない），特別な計画はないが反復的な自殺念慮，自殺企図，または自殺するためのはっきりした計画。
B. 症状は混合性のエピソードを満たさない＊。
C. 症状は臨床的に著しい苦痛，または，社会的，職業的，または他の重要な領域における機能の障害を引き起こしている。
D. 症状は，物質（例：乱用薬物，投薬）の直接的な生物学的作用，または一般身体疾患（例：恒常性機能低下症）によるものではない。
E. 症状は死別反応ではうまく説明されない。すなわち愛するものを失った後，症状が2か月を越えて続くか，または著明な機能不全，無価値感への病的なとらわれ，自殺念慮，精神病性の症状，精神運動制止があることで特徴づけられる。

＊混合性エピソードとは，一週間のうちに躁状態とうつ状態を繰り返す疾患。

表3-2 大うつ病性障害の診断基準（DSM-IV，高橋訳，1995）

A．単一，または2回以上＊の大うつ病性エピソードの存在
B．大うつ病性エピソードでは，分裂感情障害はうまく説明されず，精神分裂病，分裂病様障害，妄想性障害，または特定不能の精神病性障害に重なっていない。
C．躁病エピソード，混合性エピソード，または軽躁病エピソード，が存在したことがない。

＊単一の場合，大うつ病性障害，単一エピソード（major depressive disorder, single episode）となり，2回以上の場合，大うつ病性障害，反復性（major depressiove disorder, recurrent）となる。ただし別々のエピソードと見なすには，大うつ病エピソードの基準を満たさない期間が少なくとも2か月連続して存在しなければならない。

2．抑うつ状態の心理学的生起および維持要因

抑うつの心理学的な要因としては精神分析的な理論などが古くから知られているが，比較的最近の抑うつの病因理論には大きく，①個人内認知要因アプローチと，②個人間の対人的，社会的要因アプローチがある（Gotlib, I. H. & Robinson, L. A., 1982）。

前者のアプローチは，抑うつ者に特有なネガティブな方向にバイアスされたさまざまな情報処理機構が前提となっており，主なものとしてはベック（Beck, A.）のスキーマ理論，エリス（Ellis, A.）の抑うつ理論，エイブラムソン（Abramson, L. Y.），セリグマン（Seligman, M. E. P.），ティーズデール（Teasedale, J. D.）らの改訂版学習性無力感理論などがある。これらのアプローチはこれまでも盛んに研究が行われてきた領域であるともに認知行動療法などへと応用されてきた領域である。

これに対して後者のアプローチにはコイン（Coyne, J. C.）の相互作用モデル（interactional model of depression; Coyne, J. C. 1976a; 1976b）がある（図3-1）。コイン・モデルは抑うつの生態学モデルである。具体的には抑うつ者は重要な他者から言語による支持と非言語による拒絶という矛盾したメッセージを与えられ，抑うつ症状を維持，悪化させてゆくというモデルである。コイン・モデルは従来認知モデルが認知という個人内要因のみに焦点を当ててきたのに対し，認知モデルを否定せず，さらに枠組みを広げ，また家族療法の認識論とも合致し，抑うつにおける悪循環を明らかにする可能性を有するモデルであると考えられる。

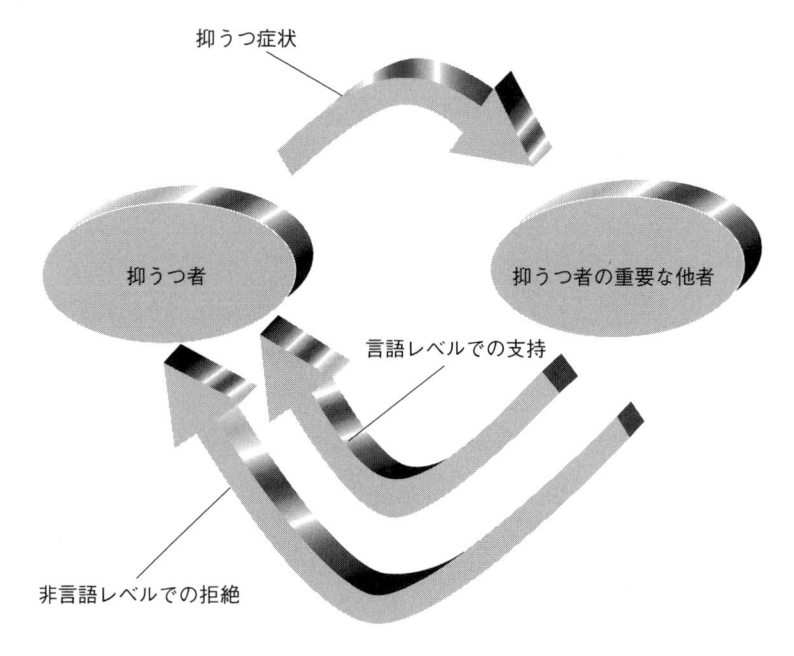

図3-1　Coyne（1976b）による抑うつの相互作用モデル

（図中ラベル：抑うつ症状／抑うつ者／抑うつ者の重要な他者／言語レベルでの支持／非言語レベルでの拒絶）

3．抑うつを面接で扱う際のポイント

さて抑うつに対する家族療法的アプローチを行う上で，3つの重要なポイントを述べたい。

(1) 会話が可能な状態の患者を対象とすること

まず，これはカウンセリングの前提でもあるが，われわれの道具は言葉であり，その言葉という道具は会話場面という舞台で繰り広げられるものである。抑うつの問題を抱えるクライアントを対象とする際，抑うつがひどく会話ができない状態のクライアントに対しては，面接を行うことは困難である。そのようなクライアントに対しては薬物などの治療が進み会話がある程度成立する状態になるのを待ち面接を開始すべきである。無理に面接を行うのは逆効果となる場合が多く，そのような面接は行わないのが一つのポイントである。

(2) うつによって生じるさまざまな具体的問題を扱うこと

本章のタイトルはうつ病に対するではなく"抑うつ"という問題に対する短期／家族療法的アプローチの実際となっている。

そもそもうつ病は抑うつエピソードに代表される抑うつ症状の束が一定期間持続するものをさす。そしてそれぞれの症状はクライアントにクリニックやカウンセリングに足を向かわせるほどに本人にとって困っている問題であるのである。とするなら，抑うつの問題を訴えるクライアントの抑うつにまつわる具体的な問題を扱いその問題を解消することによって，症状（多くは問題として取り上げられる場合が多い）も改善され，うつ病というラベルを貼ることができない状態にもってゆくことにつながる。うつ病を治すなどと一口で言ってもそもそもうつ病自体がさまざまな問題の束で構成されており，複数の問題を一度に扱うのは困難である。抑うつにまつわる問題の束を一つ一つほどいた上で扱うのがよい。

またクライアントが訴える問題にうつ病を構造的に支える（カップリングする）問題が含まれる場合（例えば家族成員間の葛藤（夫婦，親子，嫁姑），職場での対人関係の問題など）もまた，うつ病というラベルが適用されない状態にもってゆくことも可能であると考えられる。

(3) 状態がひどい場合に無理にソリューショントーク，介入などを行わないこと

先に，患者が会話ができない状態である際にカウンセリングを行わないことと述べたが，仮に会話が可能であっても患者が落ち込んでいる場合や，否定的なことを話すときには，無理にソリューショントークや介入を行わず，アンダーソン（Anderson, H.）の無知のアプローチと呼ぶべき姿勢で，とにかく会話の流れを妨げない程度の質問におさめ，会話を継続し，可能性や潜在的な能力へ会話が進展することを待つ。無理なソリューショントークを行っても，そのような質問にはのってこない場合が多く，クライアントにとっても良い影響があることは少ないからである。ただし，スケーリング・クエスチョンや例外探しなどはなかなかのらない場合が多いが，ミラクル・クエスチョンには答えられる場合があるようである。が，原則として決してソリューション・フォースト・アプローチ（解決強要アプローチ）にならないように，ということである。

4．慢性的な軽症抑うつ症状を訴える女子大学生の事例

本クライアント（以下 CL）は22歳女子学生である。自分に自信が持てない，自分を好きになれない，月に2回ほどボーイフレンドとケンカし泣いてしまうこと，それに対する自己嫌悪感があること，自分は人見知りをしてしまいがちで，気分が落ち込みやる気が出なくなりやすい性格であることなどを主訴に来談した。高校では天文部に所属し，大学ではその分野を専攻しようと一生懸命に受験勉強をした。しかし大学に入り，やる気が失せ，その専攻に落ち，仕方がなく他の専攻の学問を勉強している。

実家の家族は父，母，妹と本人の4人家族であるが，現在は大学入学以来一人暮らしである。また CL は父母にあまり悩みを相談したことがないという。2年前より大学の2年先輩のボーイフレンド（以下 BF）がいる。199X 年4月よりその BF は就職し，遠距離恋愛となった。

第1回面接（199X 年1月16日）

BFTC アプローチで用いられるスターティング・クエスチョン（以下 STQ）に「自分を好きになること」「自分に自信が持てる兆しが少しでも見えること」，より具体的な行動としては「生活が充実して好きなことを考えること」「スケジュールを立てること」を挙げる。逆に自分のことを好きになれないときとして「大学に入ってからの自分を振り返るとき，将来のことを考えたり，人間関係がうまくいかなくなったとき」を挙げる。現在の状況に対するスケーリング・クエスチョン（以下 SCQ）に対しては「2か3」と答える。その内訳として，「この面接に来ることができ，解決への第一歩を踏み出せたこと」などを挙げる。さらに例外としては，アルバイトをしているときを挙げ，アルバイト中は自らを「アルバイター○○（CL の姓）」と呼び，結構楽しく充実した気持ちでやれていることを挙げる。しかし，自宅に戻ると落ち込むと述べる。落ち込みに対処してきた行動を尋ねるコーピング・クエスチョン（以下 CQ）に対しては，「BF に電話すること（ただし電話をしながら泣いてしまうこともあるとのこと）」「小学校からの友人に手紙を書くこと」「実家の家族に相談しないこと」「家の中の掃除をすること」と答える。特に「手紙を書くこと」は CL にとって非常に効果的な対処ということであったために，具体的

に尋ねると「手紙を書くことで問題が解決されるわけではないが，問題が自分の中で整理されるのでよい」と答える。ここでセラピスト（以下 TH）は，CL の重要な他者である"BF"に着目し，BF に相談した後はどうか尋ねた。すると「嬉しいと思う反面，100パーセント理解されていないなと思う」と答え，涙を流した。そこで「BF がどのような行動をとった場合に，あなたは自分が理解されているなと感じると思いますか」と尋ねたところ，理解されたという態度が伝わったとき，その理解された態度とは自分が泣いているときに私の悩みを真剣に聞こうとしてくれるときであると答える。また「希望の専攻に落ちて仕方がなく今の専攻となった」「大学院進学のための勉強を嫌々やっている自分に気がついて自分で何をやりたいのだろうと考えてしまう」と，現在所属する専攻の学問に関する不満を述べる。そこで，現在の専攻の勉強に関する例外を探るために，不満を感じながら勉強している今の学問に比較的面白みを感じるときを尋ねると「式を解くだけではなく，解の具体的な意味がわかったとき」と答え，現専攻の面白さに関する SCQ では 6 と答える。

> **介入課題**
> ①比較的落ち込んでいないときと，落ち込んでいるときを観察してくること，②現専攻の学問の無意味さを考えてくること（パラドックス）を挙げた。また，次回の日程として，卒論で忙しくなることがストレスになり，落ち込むことがあるかもしれないとの観点から，最も落ち込める状況で観察した結果を聞きたいとのフレームで，卒論の締め切り前のストレスフルな時期に次回の面接を設定した。

第 2 回面接（199X 年 2 月 6 日）

What's better?，すなわち例外を探る質問に対して，「先輩方の修論の発表を見て自分の研究の方向性が見えてきたこと」と語る。この例外をより具体化するために「方向性が見えてきたことをどのように自分自身が感じ取れたのか」という質問を行ったところ「以前はディスカッションのとき，まったくついていけない感じだったが，今はちょっとがんばれば追いつける，他の人とあまり変わらないと感じられる」と答える。前回の課題を行ったこと，自らの生活の中でさまざまな洞察が得られていることに対してコンプリメントを行った後，介入課題を提示した。

> **介入課題**
> ①前回同様の観察課題，②現専攻の学問の勉強をした後で散歩して，今まで見落としていたような何か新しい発見をすること（例えば道端の花や空の雲に関する事柄など）を指示した。さらに，変化が急なのでもう少しゆっくり変化するぐらいのほうがいいと go slow を指示した。次回の面接は卒論締め切り直前の2週間後とした。

第3回面接（199X年2月20日）

What's better? の質問に，以前と変わらない。SCQ に対しても，3か4であるという。卒論が忙しく締め切りが一週間後と迫っており今週は忙しくて考える暇もなかったという。これに対してはがんばりすぎないようにという前回の課題で一番重要な課題をやれているのはとても良いとコンプリメントを行った。その後 BF とのケンカに関して述べる。自分が以前交際していた BF のことを話したら現在の BF がやきもちをやき，それが元でケンカになったという。ケンカばかりで（二人の関係に）進歩がないなと思い，一時は別れることを考えてしまったとのこと。また研究室において，最近再び同級生に差を付けられていると感じることがあり軽く落ち込んだという。そこで TH は以前との落ち込み方の違いに関して質問したところ，以前に比べると落ち込み方は少なくなってきていると答える。また前回の介入課題で散歩して新たな発見に気づくという課題に関して，「大きな木が幹から揺れていた」と答える。これに対して，TH は「人でもあり得る，丈夫そうに見える人でも揺れたりすることがある，それは鋼のような強さではなくしなやかな強さ，簡単にはおれない，生きるための知恵であり，考え方に柔軟性があるということ，こだわらないのではないが，ちょっとやそっとじゃへこたれないということ」とメタフォリカルに返し，CL も聞きながら頷く。

> **介入課題**
> BF とうまくいっていないときとうまくやれているときの観察をしてくることである。また次回の面接日程は標準的な1か月を提案したが，CL の都合で1週間早め3週間後とした。

第4回面接（199X年3月13日）

　CLは10分ほど遅れて来談。この理由として，BFとCLの過去のことでケンカをし，家から出たくなかったためと答える。BFが過去にこだわることについて，「現在」や「未来」の出来事（例えば，外で遊ぶことや楽しい思い出）によって過去も変わり，このこだわりを乗り越えることができるのではないかと聞くが，CLはイベントに関して「効果は一次的なものでしかない。今日も遊びに誘われているが，実質的な卒論の締切も迫っていて行きたくない」とのこと。THは「落ち込むと活動したくなくなるものだが，活動しないと乗り越えられない」というパラドキシカルな状況があることを伝え，今日遊びにいくことを勧めるとCLは「BFの前で泣いてしまうと困る，今はまだまだ気持ちの整理がつかない。今日も家を出るときに，BFがゴミをテーブルの上に置いていたのを見て，怒りが込み上げて『なんでゴミ箱に捨てないのか』と涙ながらにきつく言ってしまった」と答える。これに関してTHは「BFは寂しがり屋，私も男だからそのような気持ちはよくわかる」というリフレーミングを行う。またTHがBFとのつきあい方でCLが今まであまりやったことのないもの（例えば，甘えてみる）を提案するが，CLは「今はそういうことを考える余裕がない。一人になりたい」と答える。また大学のほうは卒論の締め切りは過ぎ，一応提出したものの，卒論の推敲作業で相変わらず忙しい状況にあるとのこと。CLが気分が落ち込んでいるにもかかわらず来談したというモチベーションの高さに対してコンプリメントを行った。

> **介入課題**
> ①今日家に帰ってもしやれそうならば今までBFの前でやったことのないようなことをしてみる，②卒論をBFに手伝ってもらうこと，③BFとの一泊旅行を指示した。また，その後自宅以外で会うことがなく，さらに自宅で会うことによる悪循環が見られることから④遠距離恋愛の練習というフレームで，家でBFに会わずに外で会うこと，を指示した。また，ケンカに関しては今はBFとCLだけでなく，周りの人も含めて大きく変化する時期であり，ケンカもこのような時期にはよくあると伝えた。次回は年度が替わり大学院の生活およびまたBFとの遠距離恋愛が始まり多少落ち着くと思われる日程に設定した。

第5回面接（199X年3月14日）

　CLよりカウンセリングの受付の電話に，予定より早く面接をしてほしいと連絡が入る。電話を受けたTHは，面接日程を守るべきか，それとも引き受けるべきか迷ったが，電話の内容や声の切迫性から判断し面接を行うと判断した。が，この日THの一人が不在であったために，CLの了承をとった上で別のサブセラピスト（以下STH）が面接に参加することになった。

　昨日，CLがBFに「家の中ではなく家の外で会うようにしたい」と提案したら，それに対しBFは否定的な見解を示した。その言い方が気に入らず，ついカッとなってキレた。それからひどいことをBFに言ってしまった。夜にはBFから電話があって「なんであんなひどいこと言われなきゃならないのかって腹が立ってきた」と言われた。自分としては「本当に悪いこと言っちゃったな」という気持ちと，割り切れない気持ちがある。また，BFへ一緒に来談するよう誘ったが「その前に言うことがあるんじゃないのか」と言われ，これに対して「ごめん」と謝ったが，「（その言い方が）本気じゃない」と言われ電話を切られてしまったので一緒の来談は諦めたと語る。THはCL自身が泣いていることを指摘した上で，BFは男性という性役割上，自分自身が傷ついても泣くことができないと伝え，「BFの怒り」＝「傷つき」とリフレーミングする。CLは，「面接に来る前は自分のことが嫌だったが，今ではBFや卒論の推敲作業などが嫌になる。死にたいと考えるようになったり，反省しなくなり自分でもまずいと思う」と述べる。THが「BFとこれからもつき合っていきたいか」と聞くとCLは「やり直したい気持ちと投げ出したい気持ちの半々である」と答える。

　一度ブレイクをとり，THとSTHが話し合った後，CLとBFの関係に関して，THとSTHは「二人とも傷つけあうなら別れたほうがよい」と「好きだから傷つけあっているのであり愛の証拠である」と互いに相反することを伝えるスプリッティング技法を用いクライアントに提示する。その後，「気分が落ち込んで活動したくないのにもかかわらず来談できたのはどうしてか」とCQをするとCLは「自分の中で被害者意識があって，誰かに言いたいと思った」と答える。

第6回面接（199X年4月10日）

　CLの卒論が終わったという。また，BFとの遠距離恋愛が始まったことが話される。毎日電話がかかってくるが，まだBFはCLの過去を気にしているようであると語る。前回のTHとSTHのスプリッティングに関してはどう考えたのかを尋ねると，CLは「もう少しBFとの関係を続けようと思う，ここに来る前は自分は悪くない，すべてBFが悪いと考えていたが，今までは自分のことばっかり考えていたなと思った」と語る。気分の落ち込みに関しては，「卒業式が区切りとなり，新しい気持ちで研究室に行くことができる」と答える。卒業式で4年間の終わりを見た。卒業式の後は落ち込みの度合いが半分くらいに減ったという。また，もし今よりももう少し気分の落ち込みが少なくなり元気になったら何をしているかと聞くとCLは「行動範囲が広がると思う。そして知らない男の人とも話す。BFがどう反応するか興味があるから」と答える。そこでCLに，BFを嫉妬させる方法は何かと聞くと「バイト先の新入社員の男の子の話をする」ことだという。今日，CLはBFの所へ遊びに行くということなので，次の提案を行った。

> **介入課題**
> ①BFを嫉妬させる話をして，「やきもち焼いた？」と聞くこと，また，②BFへの心遣いを示すためにおみやげを持っていくことを課題とした。

　なお，次回の面接日程は新しい環境がさらに落ち着いてくるだろうと思われる4月に設定した。

第7回面接（199X年4月24日）

　BFを訪問し楽しかったことが語られる。理想100，最悪0としたSCQに対して，現在は60だという。10点上がったら何をしているかをたずねるとCLは「今研究室でやっている仕事（実験器具の作成）が終わる」ことだと答える。その仕事が終わったら何をしたいかを聞くと「自分のこと。難しい料理作りなど気分転換ができて時間がかかってもお金のかからないこと」だという。また，5月の連休にはBFがCLの家に来るという。そこでTHは，是非連休中にBFと一緒に料理を作ることを提案する。また，連休中にBFとうまくやれそ

うかどうかを尋ねると「うーん，ケンカをしてしまうかもしれない」という。そこで連休中にケンカをしてしまう確率を聞くと6，7割だという。THが，BFとわざとケンカするためには何をすればいいかを尋ねると，CLは「昔のことをわざと話す」ことだと答える。治療のゴールを再確認するためにCLにとっての100点の状態を聞くと「今やることに集中できること」と答え，以前は過去のことを考えたりして逃避してしまっていたという。THが，どれくらい今やることに目を向けることができているか聞くと，CLは50点だといい，20点アップすれば満足だという。また，20点アップしたときには「最近は昔のこと忘れてたな」と思ったり，「なんとかなるだろ，それでもいいや」と思うようになっているという。CLは，「今考えすぎてもしょうがない。解決に役に立たない」とも語った。

介入課題

①BFが連休に来たときに，おそらくケンカをするだろうとTHに言われたことをBFに告げる，②ケンカしたときに，面接を受ける前のケンカとの差違を観察することを指示した。また，③一回だけ演技のケンカを入れること，そしてどれが演技かはBFに教えないこと，が可能であればやることも付け加えられた。

第8回面接（199X＋1年6月4日）

CLの研究室の仕事が終わったという。What's better? には「今度論文紹介がゼミであり，前はめんどくさいと思っていたが，今はやりがいがあり面白いと感じていること。また感情の揺らぎの幅が狭まっていること」が示された。また，連休中にBFが来ていたが，ケンカをするだろうとTHに言われたことを伝える課題はできなかったが，ケンカはすることができたという。今回も含めてこれまでケンカをする際には，BFはCLに対して昔のことを思い出させるものを捨てるように主張していた。CLとしては，そのことに負い目があった。しかしBFがそのことを気にしていないことがケンカの最中にわかり，自分ではすごく楽になり，BFと五分五分だと思ったという。THは，「CLが楽になることによりBFも楽になると思われるが，そのように二人が楽になってゆくことによって，CL自身はどういうところが変わると思うか」と尋ねた。

するとCLは「"(過去の思い出のものを) BFに言われたから捨てる"のではなく, "自分で考えて捨てる"ようになれる。そして現在BFが捨てろと言っていたものも, 今は自分で捨ててしまいたいというエネルギーがある。また最近は金遣いが荒くなった。以前はやりくりしなきゃ, と考えていたが, もういいや, という感じになった」と答える。現在の状況は10点満点中5点で, 10に向かっている途中という感じだという。どうなったら6になったと感じるかについてCLは「もっと自由になっていいんだと思って, 昔のことを周りの人にも話せるようになる」と答える。また, 昔のことについてCLは「当時, 自分は知り合いをなくしたくなくて, 人に気を遣っていた。今ではそんな自分をポカッと叩いて『何やってんだ』と言ってやりたい, 昔の私は曇り空みたい」と表現する。THは「昔のCLを曇り空, つまり灰色と表現すると, 今は何色か?」と現在のCLを色で表現する質問を行った。すると「黄色, ひまわりの花のイメージ。太陽の光を浴びて気持ちがいい感じ」であると答える。THが, 灰色から黄色への色の変化に役立ったのは何かと聞くと「研究室の人たち, 先生とか, 友達とか, 先輩に会えたこと」と答える。またTHが, 黄色を灰色に変化させるにはどうすればいいか聞くと, CLは「将来の就職のことを考えること」と答える。

> **介入課題**
> ①「灰色」をコントロールするために就職のことを考えること, ②現専攻の学問の研究でなじみのある実験器具の頭文字をとった気分のとき (例えば, エレガントな気分のとき, ロマンチックな気分のとき, だめな気分のとき, ハイな気分のとき) の観察課題を指示した。

第9回面接 (199X+1年7月17日)

What's better? に対して, 初めて一人で映画を見に行ったこと, マニキュアを付けたり, これまでは持っていなかったサンダルや服を買ったりしたことを挙げ, 買い物は気晴らしになったと語る。

また, 研究室で一緒に仕事をしている先輩との人間関係に悩んだという。先輩が何も言わずに仕事を勝手に一人で進めてしまうので, 自分も勝手にしようと思った。それに気づいた先生が仕事を変えてくれたりした。また, これまで

自分の専門研究に関する考えに自信が持てなかったが，先生にも考えを認めてもらえたという。問題に対して自分で対処できるようになっているとTHが言うとCLは「研究室のことは先生が解決してくれた。それがなければ今も悩んでいたと思う」という。そこでTHが「待つことも解決の一つなのではないか，待てることで周りの人が解決に向けて動いてくるものである」と伝える。

BFとはほぼ毎日電話をしているが，話すことがなく「険悪な」雰囲気だという。数日前には電話でケンカになり，自分では納得できなかったが謝った。以前ならば文句を言っていたが今はそれも面倒くさくなったのかもと語る。これに対してTHはお互いを疲れないようにコントロールしていくのは関係の深まりの際に見られる現象であると伝える。また最悪0，理想100とするSCQでは現在60から70とのこと。60点から点数が上がったなと思うのはどんなときかと聞くと「問題を自分で解決できるようになったとき。点数が上がったら勉強をしていると思う」と答える。そしてCLは「今，専門の勉強を自分のやり方でやっていこうと思っている。回りくどいやり方で，ざるで水を汲むようなやり方だけれど，いつかはコップを満たすことができるだろう。そしてのどが渇いたときには飲むことができると思う」と決意を述べた。

この後，THが家族療法の面接回数が10回であることを再び説明し，今日面接を終結してあと1回分面接を「貯金」しておくか，それとも次回面接を行うかどうかCLに選択してもらったところ，今日終結することを選んだ。THはまだすべての問題が解決したわけではない，けれどもCLの問題対処能力を考慮したときの相対的な問題の大きさはCLが面接室に来た当初よりもだいぶ小さくなったこと，そして不安なときはいつでも貯金を遣いに来てもよいことを伝え，面接を終了した。

フォローアップ

3か月後Eメールにて最近の様子に関して尋ねたところ，元気でやっており充実した大学院生活を送っているという返事が返ってきた。

上述の事例は，学生相談領域における抑うつのケースである。大学生という時期は，原家族にも，そして結婚以降の家族にも属さないライフサイクルにおいて特殊な時期に相当する。面接初期には，学業に関する苦悩などを中心に述

べられたが，THはCLのBFとの関係に焦点を当て面接を進めた。具体的にはコイン・モデルから示唆されるように，BFのサポートが十分にCLを安心させるには至っておらず，またBFとの物理的距離が大きく変化する時期でもあり，二人の関係調整を行いながら面接を進めたケースであった。また，CLの卒業論文作成時期とも重なり，面接のスケジュールを比較的柔軟に設定し面接を進めたケースでもある。幸い，環境の変化に対してうまくシステムを変化させていったCLは抑うつ感も低減させていった。

5．夫との関係調整により改善した事例

CLは女性，32歳，会社員である。家族は，夫（35歳：会社員），夫方祖父（67歳），祖母（65），娘（幼稚園）である。夫婦の時間，子どもとの時間が持てない。また，数年前に夫の浮気の事実があってからは夫を信じられなくなったという。

CLは199X年6月，頭痛，吐き気などの症状を呈し，6月22日心療内科を受診し，医師よりうつ状態と診断され，23日に入院し，9月19日に退院した。しかし，退院後，一生懸命に家族に適応しようと努力してきたにもかかわらず，夫に"他人はいつまでたっても他人"と言われ，その2，3日後から，誰とも話したくない，一人でいたい，死んだほうがいいと思うなど再び，うつ状態になり12月10日に入院した。

第1回面接（199X年12月9日）

STQに対して，「気持ちが落ち着くこと」と答える。その後CLは「今はすべてに意欲がない，ご飯の準備，子どもの世話が苦痛でこの原因は夫の浮気である。家に適応しようと思ってきたが，他人はいつまでたっても他人と言われ，2，3日後から誰とも話したくない。一人でいたい。死んだほうがいいのではと思っていた。吐き気やめまいがし，休職。休職していることがストレス。予期的不安を伴う。家族3人での活動はない」と現在の問題をめぐる状況を語る。ミラクル・クエスチョン（以下MQ）に対しては「誰もいない。子どもと2人っきりで過ごしている。すごく身体が軽くなる。解放された気分。子どもと2人で遊ぶ時間を多く作る。ご飯の準備も2人分だけでいい。お金もそれほどか

からない。子どもに本当の自分の姿を見せてあげられる。本当の姿はやさしいんだよ。笑顔で遊んであげられるんだよって。子どもと2人きりになると，子どもが何しよう？　何やろう？って甘えてくる。お母さんと一緒に寝たいって」とかなり具体的に解決後のイメージを述べる。THが例外を尋ねると「幼稚園終わってから，友人の家で（大人3人，子ども1人）絵を描いたり，話して笑ったり，おやつ食べたりした。ドライブした」ことを挙げ，絶望を0，理想を10，何とかやって行けるを8としたSCQに対しては3〜4と答える。

介入課題
①次回までに3回，本当の自分を子どもさんに見せてみること，②そのときの家族の様子を観察すること。

第2回面接（199X年12月16日）

12月9日の夜，子どもと風呂に入った。子どもはとても喜んで一緒に寝たいと言い，この時間は子どもに甘えさせてあげる時間になった。自分としても気分は良かった。体の調子は悪かったけど，子どもが幼稚園でのことを話すと半分くらい体の具合が良くなった。気分転換に友人宅に行った帰りに運転中，吐き気とめまいが生じ，夫に迎えに来てもらい病院に送ってもらい入院したという状況であった。死をくい止めるものは，子どもと実家の親の存在であるとする。

第3回面接（199X年12月21日）

担当TH休暇のため，別のTHが面接。子どもと2人の時間を持ちたいこと，夫は自分の一番の原因だから解放されたいと述べる。夫はあらさがしばかりで良いところを見てくれようとしない。いくら良い面も認めてよと言っても少ししか変わらない。

介入課題
①退院したら子どもとゆっくり遊ぶ。②夫に何かしてもらったときに多少大げさに感謝してみて，夫がどんな反応をするか観察する。

第4回面接（199X＋1年1月6日）

　THは夫の例外，すなわち夫の肯定的側面に焦点を当てて質問を行っていった。すると昨日差し入れを持って夫が見舞いに子どもと来たこと，3日と4日に夫が旅行に行ってきたときの集合写真を持ってきて見せてくれたことを挙げ，こんなこと初めてであったと述べる。またこの後，現在CLが25歳の友人男性と浮気しており，その男性に話を聞いてもらっていたと述べる。この男性は夫が持っていないものをすべて持っており，3～4年つきあいが続いている状態であるという。前回の介入で夫の良い面を発見したため，夫に対する好意的感情が高まり，その男性の選択に葛藤している様子であった。次回夫婦合同面接を行いたいとの旨を伝え，了解を得る。

第5回面接（199X＋1年1月13日）

　夫婦合同面接を行った。THはまず来談をねぎらった後，問題解決後の夫婦の相互作用をMQによってイメージさせた。夫は気楽になる，すっきりする，安心感が出てくることを挙げ，CLは，夫がまるっきり逆の性格になることを挙げる。THはCLに「夫が逆の性格になったことを夫のどのような行動から気づきますか？」とたずねた。するとCLは「しゃべり方から気づく。（例えば？）朝，何でもっとはやく起きれないんだ！　いつまで寝てんのや？と言うことから，おはよう，何か食べたい？，何かうめぇもの食べてぇなぁ。何食べたいの？，ラーメン，おいしー，といったやりとりがある」と答える。例外としては，前回3か月間入院したあとあたりが例外であり，当時は夫が「まだ寝ていいよ」と言ってくれた。妻の落ち込みに対する対処法は，夫にそれを訴えないことであり，夫は「一緒にやっていくからには聞いてあげたい」と妻の前で述べる。この後並行面接。妻は別居，離婚を60パーセントくらい考えている。一方夫は，一緒に暮したいと述べる。THはその気持ちを入院中に伝えてくださいと夫に指示する。

第6回面接（199X＋1年1月20日）

　妻は夫に対する肯定的感情を拡大し，友人男性との比較と選択に悩み始める。介入課題として，一週間どのようなことを考え悩んだか，どのようなとき状態がいいかをメモするよう指示。

第 7 回面接（199X＋1 年 1 月 27 日）

現実のようにリアルな夢を見る。子どもをつれて死ぬ場所を車で探している。悪循環的思考パターンにより苦しんでいる。今後，いずれの男性を選択すればいいか悩み，「子どもと死にたい」とも述べる。

第 8 回面接（199X＋1 年 2 月 3 日）

課題ができないくらい沈んだ状態であったと報告。1月30日に外泊したとき，子どもがインフルエンザにかかる。病院に戻るまでに午後パチンコをし，午後5時から8時まで，車の中で寂しくて泣いた。周囲のすべてのことが嫌になって，悲しくなった。夜もここ4日ほど眠れない。入院の部屋の移動などがあった。自分の中でけじめを付けなければ行けないというのはわかっているが，身体が動かない。自殺したいと言い，TH はどのくらい絶望的か尋ねると，「半分以上はそういう感じ」と答える。残りの半分は？と尋ねると心の中にまだ余裕がある点を挙げ，具体的にはセラピーに来られていること，友達とおしゃべりできることを挙げる。TH は，その力はどこから来るものか尋ねると，「自分の人生でやるべきことはのこっているという気持ち」を挙げる。が一方で「誰もいないところに行きたい」とも述べる。

第 9 回面接（199X＋1 年 2 月 10 日）

夫と子どもが面会に来て，夫に子どものために早く家に戻ってきてほしいと言われたという。この夫の発言に対して CL は「半分は帰る気持ち，半分はまだわからない」。夫は加えて「離婚や別居について，周りは関係ない。2 人のことだろ」と言ってくれたという。これを聞いて CL は夫が大人になったと感じ，自分自身が少し気が楽になったと語る。TH は「もしうまく変化が生じるとしたら，次にどんなことが起こると思いますか？」とたずねると，「みんな納得した上で別居し，子どもと2人で生活できることですね」と答える。さらに TH は「それには何が必要ですか？」とたずねると，お金であるという。今だれも必要ない，喋りたくない，一人でいたい，誰にも気を遣わなくていいから，死にたい気持ち6割，まだやりたい気持ち4割，9割になったら死ぬかもしれないと語る。そして TH に「どうすればいいか教えてください！」と迫り，これに対して TH は解決は少なくとも2つある。状況を選択して単純

化する方法，そしてもう一つは選択しないで，世の中の複雑性を知ることであると伝える。

第10回面接（199X＋1年2月17日）

　「日に日にめんどうくさくなって死にたい，面会にだれも来てくれない，話もしたくない，一人になりたい，誰もいないところに，死にたい気持ちが7割，今まで子どもが歯止めになっていたが，今は自分のことしか考えられない，みんな嫌だという気持ち」と報告。また話しかけられることすら苦痛であると述べ，THは面接が行き詰まるのを感じる。そこでMQを行ったところCLは「病院じゃなく違う場所に寝ていた。誰もいないところ。自分一人だけ。辺りを見回してみる。ボーッとして，車を運転してどっかに行ってみる。高原みたいに緑が広がる場所。だだっ広い場所。すがすがしい気持ちになれる場所。何が起きたんだろう？　誰も人間はいないのかな？とか，もっともっと道路を進んで探索する。食料品のスーパー，自動販売機みたいなもの。みそラーメンを買い家に帰る。（他には？）飲み物，果物，野菜，お茶とコーヒー，ミカン，レタス，キュウリ，人参。（家に帰って？）多分，お腹がすいているので準備して食べる。（どんなふうに？）サラダにして，コーヒー飲んで，リラックスして飲むことができる。一人になってることに浸りたい。もしかしたらさみしくなるかも。（それから？）テレビを見る。ニュース。変化があるかなと。汚かったら掃除を始める。横になってみてただぼーっとして時間を過ごす。（次の日は？）ほんとに人がいないのか確認しに遠くへ行く，海に行きたい。静かな海，砂浜，そこに座って，海を眺めて，音を聞いて，たばこを吸う。（たばこの味は？）おいしい。私は一人なんだなー，おいしいなーと思う。自分が一人の状態で自由に生きることができる。楽しい，好奇心が出てくる。いろいろ探ってみる。（何が見つかりますか？）すべてが機械，パチンコ屋も車屋も，子どもに返ったように遊びたい。自分の好きなお酒を買って家に帰って飲む。冷酒を1升。幸せ。そのまま寝る。（次の日は？）パチンコ屋に1日行く，大当たりでどんどん面白いように勝てる。（最近の大当たりはいつでしたか？）1月末に6万円，12月は4回やって20万。（最近でお酒がおいしかったのは？）昨日，外出して居酒屋で飲んできた。○○さんと○○さんと。ジョッキで3，4杯飲んだ。ちきしょー何でもやっちゃうぞ，とか言いながら。もっと飲みた

かった。自分を痛めつけたい。（今度はいつ飲みますか？）会社の送別会。（誰にからみましょうか？）笑い。（最近でたばこがおいしかったのは？）昨日，ビールを飲みながら吸ったたばこ。（好きなお酒とかありますか？）越の寒梅，久保田」，と一気に語る。そして「こうして話してるとまだ楽しいことがあることに気づきました。とりあえず退院して，実家に戻ろうと思う」と語る。

第11回面接（199X＋1年2月24日）

28日に退院を決めたと報告し，現在今やるべきことをやらなきゃという気持ちであると語る。子どもの入学など目前にあることからしなければと考えている。たまに胸が締め付けられるような感覚の不安を感じる。この間も病院で窓から飛び降りたら死ぬかなと思い，窓を開けた。星が目に入って，結婚する前に付き合っていた人のことを思い出した。空に吸い込まれそうだった。でも星に騙されたんだと感じた。今は何とか生きてみようという気持ちが6割であると述べる。心配なところは気持ちでは割り切れたけど，症状が出たらという不安がある。介入として，変化はゆっくりを意識するよう指示。

第12回面接（199X＋1年3月3日）

退院時に家に帰りたくなくなり，退院が遅れたことを報告。昨日，1日早い雛祭りをし，家族で楽しめたこと，職安に行って，こんな仕事もしたい，これも面白そうと楽しかったことを報告。また，周りの人たちが自分のことを心配してくれていることに気づいた。夫に生きてくれと言われた。今後，自分が変化していく状態を心理面接で確認していきたいと述べる。

> **介入課題**
> 前回同様ゆっくりを意識すること。

第13回面接（199X＋1年3月10日）

土曜日に友人男性と口げんかした。前の会社からの委託で，実家の持ち物である建物で一人で仕事ができたらいいと思い，実現すればいいなと思っている。これからの仕事のこと考えていると状態が良く，自らを前に押し出す力になっ

ている。死にたい気持ちは1〜2パーセント。今までのようには絶対にならないという気持ち，周囲を気にしない気持ちについて述べる。

> **介入課題**
> 再びゆっくりを意識して変化するように指示。

第14回面接（199X＋1年3月17日）

小学校か幼稚園のころの自分が，間違っていると周囲から責め立てられるという夢を見た。常に人のこと，人の言葉が気になる人間になってしまったのかなと夢を見て感じたと語る。そしてこれまで自分のやりたいことをやらせてもらえず，結婚が唯一の親への反抗であったという。仕事場のことは進行中。

> **介入課題**
> ①前回と同様ゆっくりを意識する，②悲しいこと，寂しいこと，不安になったらメモすること。

第15回面接（199X＋1年3月24日）

夫がやはりこの病気のこと理解してないのかなと思うことがあった。THはコイン・モデルの説明を行い，CLのような問題を抱える場合，二者間の悪循環としてそのようなことはよくあることであるとノーマライズし，そして双方ともそのような悪循環に拘束されているだけで，どちらが悪いという問題でもなく，むしろ悪循環が悪いと外在化を促す。そしてその後ソリューショントークを行うと，仕事場の電気工事のことでいろいろ手助けしてくれた，その間に夫の住民票を取りにいったなどの例外を述べる。

第16回面接（199X＋1年4月7日）

友人男性に，側にいてほしい，会いたいと言われて辛い。自分や子どもの世話をしようと思っているときに会おうと言われ，断ると何故会ってくれないんだと責められる。が，全体としては調子が良いとのこと。

第17回面接（199X＋1年4月21日）

調子は悪くはない。そこでTHは「どういうふうにするとまた悪くなりますか？」と尋ねると，我慢して家のことをやること，夫が浮気すること，嫁ぎ先の親に何か言われることを挙げる。

第18回面接（199X＋1年5月12日）

天気がよいので，THと散歩と身体のエクササイズ。その後の面接でTHが再入院の可能性をきくと，0パーセントと答える。THは変化が早すぎるのでもっとゆっくり変化しないとまた急激に落ち込むことがあるとgo slowを指示し，さらにまだ心配なのでもし調子が悪くなったらすぐに来院し気軽に面接に来るようにと伝え面接を終える。

この事例は，夫の浮気により抑うつ状態にあることを主訴としてやってきたケースである。夫婦合同面接を取り入れながら，夫の例外を探索しつつ，また子どもとの関係の良さといったリソースに焦点を当てることから始めた。またMQを何回か行い，解決後のイメージをかなり具体的に聞いて行くことにより，解決後のイメージを拡張させた。面接を進めていくにつれて，自然に例外や解決を述べる回数が増えた。

が，本ケースでは症状の揺れが見られるケースであったこともあり，慎重になる必要があった。THは変化をゆっくり，徐々に変化してゆくことが重要であるとMRIアプローチのパラドキシカルな指示を与え続け，揺れがそれほど見られないことを確認し，加えて必要時はいつでも面接に来ることを指示し面接を終了した。

6．最後に

本章では抑うつという問題に対する短期療法的アプローチの実際に関して2つの事例を取り上げ述べた。が，それぞれのケースは，やはり抑うつという問題としてひとくくりには収まりきらない独自性を持っているケースである。家族療法や短期療法は技法論や短期に終結するというイメージばかりが先行しているが，一つ重要な視点に，個々のケースの独自性を尊重する視点をその理論

に内包している点を強調したい。そして究極的には，面接は結局はサイバネティックな試行錯誤の繰り返しでしかあり得ず，セラピストの創意と工夫が常に求められるものであるということなのである。

4章　摂食障害

生田倫子

　摂食障害の多くは，拒食症（神経性食欲不振症）と過食症（神経性大食症）に分けられる。摂食障害は，体型や肥満や体重についての過剰な関心が根底にあり，食物の摂取を抑制する，または摂取した食物を嘔吐するという障害であるとされる。

　本章では，短期／家族療法による摂食障害の事例を2つ取り上げていく。これらの事例の特徴は，本人がほとんど来室しなかったものの，その親からのアプローチで症状が軽減したことにある。この症状を援助するさまざまなすぐれたアプローチがあるが，短期／家族療法は本人の来談を必ずしも必須としない数少ないアプローチの一つである。

1. 摂食障害の症状および特徴

　厚生省特定疾患神経性食欲不振症調査研究班（1991,92,93,94），およびDSM-Ⅳによる診断基準と特徴をまとめると次のようになる。

(1) 拒食症

　食べる量を極端に減らす制限型と，食べても吐いてしまうような無茶食い／排出型に分けられる。あまりにも極端な食の制限を行うため，当然体重はどんどん落ちていき，生理は止まり，身体機能も低下していく。あるポイントを過ぎると，食物が摂取できなくなり死にいたるという深刻な病である。拒食症では，内分泌異常や電解質異常などの身体的変調が精神症状の出現を助長するこ

とによって，さらに食行動が悪化するという心身相関的悪循環が形成されている。診断的定義と特徴は以下のとおりである。

《診断的定義》
- 標準体重より20パーセント以上やせている
- 食行動の異常（過剰な食物摂取の制限，大食い，隠れ食いなど）
- 過度の運動をする。長い距離を歩いたりする。
- 体重や体型についての歪んだ認識（体重増加に対する極端な恐怖）
- 無月経（女性ならば）
- 原因となるような器質性疾患がないこと

《特　徴》
- 病識がない。援助を求めず，援助者を避けたり虚偽の報告をする。
- うつ症状は少なく，痩せて体力がないにもかかわらず，精力的に動き回る。
- 徐脈，低血圧，低体温，低血糖，皮膚の乾燥，皮膚の黄色調，産毛（うぶげ），点状出血班，肝機能障害，脾腫，腹部膨満感，寒さに対する不耐性などが見られることがある。
- 家事，特に料理を非常によく行うことが多い。しかし，家族のためであり，自分ではほとんど食べない。
- よい学業成績に執念し努力をすることが多い。学業に専念することで葛藤的となるような成熟過程が抑えられるからである。

(2) 過食症

神経性大食症は排出型（自己誘発性嘔吐，下剤，利尿剤，浣腸あり）と非排出型（代償行為がないか，あっても絶食，過剰な運動など，排出以外の不適切な代償行為だけしかない）の2型に分けられる。

《診断的定義》
- 少なくとも，3か月間に，最低1週間に2回程度の過食
- 体型や体重への過度のこだわりが続いている。
- 過食の時間帯と普通の食事の時間帯ははっきり区別される。
- 過食時に摂食行動を自己制御できないという気持ちがある。
- 常に体重増加を防ぐために，自己誘発嘔吐，下剤や利尿剤の使用，厳格なダイエット，激しい運動を行う

・異常な量の食べ物を，自制できずに一気に食べてしまう。

《特　徴》
- 自分は正常ではないという病識があることが多い。
- 浄化行動を伴うことがある。浄化行動の代表的な物は，嘔吐，下剤の使用，過激な運動，また何種類かを組み合わせることも多い。
- 太ることへの恐怖感，いらいら感の増加が著しくなる。
- 特に嘔吐の後にうつ状態になりやすく，自分の行動への罪悪感や自尊心の低下，ひいては自殺願望までが出てくることがある。
- 過食行動・嘔吐とも家族や周りの友達などに隠れるように行うことが多いため，見た目にも明らかな拒食症と異なり，発見が難しい。

2．摂食障害の要因

(1) 摂食障害の直接的要因

　発病の直接的要因となりうるものは，一つは心身症型発症群，2つ目はダイエット型発症群である。前者の心身症型発症群とは，心身のストレスが誘因となるものである。後者は，美容や健康上の理由から意図的に食事を制限して食行動の変調をきたすものである。

(2) 摂食障害の遠因

　摂食障害に深く関わる要因として古くから注目されているのは，摂食障害患者の家族である。摂食障害患者の家族は共通点が多いといわれ，家族の「機能不全」が問題となることが多い。「機能不全」とは言っても，対社会的にはそれなりに機能していて，表面的には内情がわからない場合も少なくない。

3．摂食障害の治療

　日本においては，医師と栄養士，心理士などでチームを作り，成果をあげている医療機関もある。しかし摂食障害者の増加に対して，医療機関の不足状態が続いている。摂食障害に対する心理療法では「認知行動療法」や「自助グループ」「家族療法」が知られている。有名な自助グループとしては，NABA

(ナバ：連絡先／03-3302-0710)，OA（オーバーイーターズ・アノニマス：連絡先／03-5951-1648）などがある。摂食障害者の親の自助グループとして，あんだんて（連絡先／03-5445-3861），やどかり（連絡先／03-3302-0580）がある。

(1) 摂食障害に対する家族療法

本症がすぐれて家族因性の適応障害であることはすでに不動のものとなっている。ミニューチンら（Minuchin, S. et. al., 1978）は，家族システムに焦点を当てて，神経性食欲不振症の治療に構造的な家族療法を行い劇的な成果をあげた。特に家族ランチセッションは特記すべきものである。ランチセッションとは，面接室に食卓テーブルと食事が用意され，家と変わらないように食事を食べるような設定を行って，家族のコミュニケーションのパターンを探るのである。

多くの場合，家族勢力の逆転が起こっており，長い間で蓄積した家族ルールの中で，親が子どもをコントロールできないという機能不全が起こっている。そのため，食事場面で治療者がダイレクトに親のコントロールを引き出すように介入していく。例えば娘を叱ったことのない父親に，無理やりにでも娘に食事を食べさせるように強要させるのである。それを拒否する娘と，パニック状態で食べさせようとする父親の間にいわば修羅場のような状態が巻き起こる。

このように非常に葛藤的な療法であるものの，治療結果は驚くべきものである。治癒率は70パーセント以上，しかも非常に短期間（数か月）の間に正常な食物摂取状態に戻るということである。家族療法以外のやり方では，もっと長期にまたがるものが一般的である。また，治癒率もこのパーセンテージ以上のものはまずないと言われている。

しかしこのやり方は，日本人が心理療法と聞いて思い浮かべるような「母性的」「共感的」「やさしい」セラピーの印象とは遠い。確かに日本の心理療法家は患者やその家族と葛藤的になること，また家族の中に葛藤が起こることを非常に避ける傾向にあると思われる。とはいえ，長らく機能不全状態にあった家族がその傾向が薄れていくようになる課程には，壮絶な葛藤がつき物である。子どもにとっても，元の特権を奪われないよう必死になるのは必然であるからである。

(2) 短期／家族療法

さて，家族全員がそろわない場合や，本人が病識の欠如などにより治療を拒否する場合はどうすればよいのであろう。特に摂食障害では，本人がカウンセリングに継続して通うということは非常に困難であることが多い。通常のカウンセリングであれば，どう本人を説得して病院もしくは診療所に通わせるか，というところから始めなければならない。しかし，MRI短期／家族療法は，コミュニケーションの連鎖に介入するというシステム論的アプローチを用いる。その結果，本人が来なくとも両親のどちらかからでも介入が可能である。むしろ，いやいや来る本人よりは熱心な母親のほうがシステムの変換をもたらす力は大きいのである。本章で取り上げるケースは，2事例とも本人は学校のため，もしくは拒絶のため途中から来室せず，母親のみ来室したケースである。短期／家族療法によるシステムの相互作用の連鎖への介入によって，問題行動の消失が起こったケースである。

4．拒食症の娘を持つ母親が受診した事例

問題とされた対象者は小学校6年生の女子。名前はみかちゃん（仮名）。X年12月ごろ，友人に気になることを言われた，と言って以来食事をとらなくなってきた。友達に何を言われたのかはかたくなに話そうとしない。体重減少が進み，35kgから28kgになったところでX＋1年2月に，当院を受診する。

家族は，両親，母方の祖父母，2人の姉（15歳，13歳），叔母（母の妹）との8人暮らし。母親は常勤職で働いており，朗らかで気の強い印象である。父親は婿養子であり，明るくさっぱりした外見である。母親が仕事で忙しいため，みかちゃんは祖母や叔母にしつけられた。母親いわく，きょうだいの中でもしっかりしている良い子。みかちゃんの学業成績は学年で一番であり，バトミントン部での成績も良い。活動性が高く完璧主義で，100点でなければ気が済まないという強迫観念がある。冬休みのころ，先生に皆の前で「100点を取った」と言われ，自分はもっとがんばらねばならないとプレッシャーを感じたと言う。そのころから食欲不振に陥った。

性格は頑固でかたくな，反抗的，強迫的。小学校高学年用エゴグラムによると，NPとACが高いN型。拒食症に多いといわれる型である。自己主張が

強く，医師に対しても栄養剤，薬は絶対に嫌と主張する。この面接は，短期／家族療法が用いられた。

第1回面接（X＋1年3月24日）

　母親と本人が来談。娘が母親にきついツッコミを入れるというコミュニケーションのパターンがよく見られた。むしろ母親が叱られているような雰囲気であった。かなり生意気なことを娘に言われても，母親は笑っている。コミュニケーション上では，娘のほうが優勢な位置にいるような印象を持った。

第2回面接（X＋1年4月7日）

　家族構成の情報収集など。母親は面接中，話題を軽いほうにそらす傾向があり，家族の問題についての話題を回避したがる。この家庭では祖父母が主導権を握り，両親（特に母親）は祖父母に頼っているようだとみかちゃんは観察している。みかちゃんは祖母と仲が良いそうである。みかちゃんいわく「夕食は，祖母と私が一緒に作ってる。姉たちは手伝わない。母親が帰ってくるのは夕食の直前なので，ご飯も私がよそってあげる」。話の内容からも，家族階層がねじれ，養育者と被養育者の逆転がうかがえた。

第3回面接（X＋1年4月14日）

　母親とみかちゃん来室。27.5kg。みかちゃんは太りたい気持ちはあるが食べる量は増えないと述べる。絶対増えない！という表現を使うなど，かたくなな態度。これから学校が始まるので，面接には来られないと述べる。次回からは母親一人に来てもらうようにする（みかちゃんをあえて外していくほうが面接にとってプラスであるとの判断）。

第4回面接（X＋1年4月21日）

　母親のみの面接。再びやせてきた。26kg。セラピストの方針は，家族階層の逆転を正すため，母親の勢力を相対的に上げるという方向性にもっていくことにあった。そのため，みかちゃんに命令するというOne Upポジションを取ってもらうことにした。

> **介入課題**
> ①母親がみかちゃんに，「30kgになるまで学校に行っちゃだめ」と言ってみる。
> ②比較的食べたときの様子を詳しく観察する。

　それに対して母親は①には同意できないとした。セラピストが，実際に学校に行かないというよりは，母親が命令するということに意味があるということを説明してもかたくなに拒んだ。母親はセラピストと対決している感じが見られる。そこで介入課題を変更した。

> **再介入課題**
> 　母親がみかちゃんの食べる量に制限を付ける。そんなに食べられるの？などと言ってもらうよう指示。また，次回父親を連れてくるよう依頼。

　母親が抵抗を示すため，異なる家族構成員の協力を模索。母親は，なぜ父親を連れてくる必要があるのだということを執拗に質問する。セラピストは，このようなケースの場合父親が来たほうが早く治ることが多いと説明。

第5回面接（X＋1年4月28日）

　父親と母親が来談。父親は仕事を休んだということ。毎回はこられないということをすまなそうに述べる。父親は非常に論理的に話が通る印象。夫婦間・家族間葛藤の存在に触れたところ，父親は家族の問題に触れようとした。すると母親が割って入り，「問題なんてないわよね。ないです！」と述べると，父親は黙ってしまった。母親方の両親と同居しているため，母親の葛藤回避動機が高かったことが推測された。

　みかちゃんの問題に対しても，父親はたとえ無理矢理にでも食べさせる必要があるならその覚悟があると述べる。それに対して母親は，無理強いは絶対に良くないと述べる。みかちゃんの拒食に関する態度の相違が明らかになる。両親は，みかちゃんがあまり食べないということよりも，強迫的行動のほうを問題視していた。縄跳びや腹筋を1000回以上やり，ジョギングはこのまま一生走りつづけるのではないかというくらい走る。勉強も夜遅くまでし，父親が寝るように言っても止めないということである。よって，本面接では両親が気にし

ている方向で介入を試みた。

> **介入課題**
> みかちゃんの自発的行動を両親が先取りし，指示すること。例えば，みかちゃんが勉強しようとしたところに，「勉強しなさい」と言うなど。外発的に働きかけることで，内発的動機を低めるという意図があった。

第6回面接（X＋1年5月12日）

母親のみ来室。体重26kg。最近のみかちゃんには変化が見られると母親は述べる。性格が柔らかくなった，弱くなれるようになった，頑固さ，わがままさが少なくなった。

しかし，母親はみかちゃんの拒食の問題に触れると対決的反応を示す。性格が柔軟になるなどの変化があったのだから，これでいいだろうというような態度が見える。医師の判断としては，35kgまで体重が増加するまでは要注意という状態。しかし本面接の介入では，母親の抵抗を避け，拒食症の問題に触れないという方針をとった。母親が取り組みやすい楽しいトピックで，かつ主導権を母親が握るという取り組みを考えた。

> **介入課題**
> みかちゃんと母親で何か楽しいことをする。

第7回面接（X＋1年6月9日）

体重28kgで維持。ご飯は6分目ほど食べている。みかちゃんが笑ったこと，髪を切って明るくなったこと，自信を取り戻してきたことを話す。30kgになったら，母親とみかちゃんでディズニーランドに行く予定。母親は行ける確率を99パーセントとした。本面接では，母親をコンプリメントすることに徹した。

第8回面接（X＋1年7月22日）

母親のみ来談。体重30kg。ご飯を一膳食べるようになったこと，笑顔もあることを報告する。セラピストはそれをコンプリメントした。母親は，これでも

う問題ないだろうという態度である。しかしこちらは35kgになるまで続けなければならないという問題意識を持ってもらえるよう説得。

第9回面接（X＋1年8月11日）

体重29.5kg。問題認識がないにもかかわらず，わざわざ病院へ出向いた労をねぎらう。みかちゃんの髪の毛が抜ける量が多いことにふれるものの，特に問題はないと述べる。どんなことが起こると少しでも良くなると感じるか？という質問に対して，みかちゃんが時間にルーズになると今より10点 up すると言う。今回もまた，前回と同じように35kgになるまで続けなければならないという問題意識を持ってもらえるよう説得。母親はその必要がないという姿勢である。なんで，食べさせなければならないんですか？と執拗に食い下がる。このたびの介入も，食行動とは直接関係のない課題。

> **介入課題**
> みかちゃんの行動を先取りするよう指示。

この面接の後，セラピストたちは現状のより高次の視点からの把握と打開策を考える。これまでは，比較的協調的なコラボレーションを重視していたが，この対決的反応を有効利用していく方針に転換する（次頁参照）。

第10回面接（X＋1年8月18日）

体重30kg。なおも母親は現在の体重で納得している。食行動の話題になるといつも訪れる緊張対決ムード。それに対してセラピストは「じゃあ，お母さんは娘さんを35kgにすることなんてできないですね」と述べる。それに対して母親はきっとした表情を浮かべ，「わかりました。35kgにすればいいんですね！」と啖呵をきった。

第11回面接（X＋1年8月25日）

体重31kg。少し増えている。母親の対応は一変して娘にご飯を食べるように強制していると述べる。母の勢力が以前と比べ非常に強くなっていることを感じさせる。娘もそれに反発する気配はない。セラピストが，娘の体重を増やす

ことができたことをコンプリメントすると，母親はうれしそうな様子であった。しかし，今回も相称的な方向性を用いる。セラピスト「もうこれ以上増やすのは難しいんじゃないですか？」。母親，むっとして，「できますよ」。

　13回目の面接は，どうしても母親の仕事の都合がつかないと詫びの電話があった。そこで近況を確認したところ，体重は31.5kg。順調に増えていることから，来院せずに様子を見ることを提案した。（カウンセリング希望の患者が多すぎる，という病院側の都合もあった。）

フォローアップ
　治療を終結してから10か月後，その後の経過を確認するためにサブセラピストが電話でフォローアップを行った。電話には本人が出る。中学1年生になっていたが，陸上部に入ったという。とても元気な明るい声。体重を聞くと，38kg。以前のように家族のご飯を作ることはないという。
　勉強や陸上の練習もほどほどで疲れたら止めるようになったという。終結後，違う医療機関や心理療法機関に行ったか確認すると行っていないとのこと。母親とはよく話すようになったと述べる。「一年前を振り返るとどう思う？」と聞いてみると，「なんだったんだろうって感じ」と話した。「よかったね」と言うと，「はい」という返事が返ってきた。

協調的な方向性から，相称性を使った方向性へ
　このケースでは，母親が娘の食行動の話になると，メインセラピストに対して対決的姿勢を示すことが特徴的であった。拒食症の場合，本人の認知だけではなく親の認知もゆがんでいるのではないか，と疑いたくなるような症例があることが知られている。
　本事例でも，医師が現在の体重はまだ危険な範囲にあるという認識を行っているにもかかわらず，母親がこれ以上変化を望んでいないというずれがあった。通常のセラピーで問題意識がなくなったクライアントに食い下がるということはまずないはずだが，拒食は生死にかかわる問題であり，また病院臨床では医師の判断基準もあるため，その時点で終了することはできない。
　第9回までの面接では，あまり母親との対決的な関係を作らないように面接

や介入などを行っていた。例えば、コンプリメントを多用する、母親がやりやすい介入をするなどである。この方向で様子を見ていたが、食行動の問題に踏み込めないという状況は続いたままである。また、母親は今の状態で納得しており、危機感がない。

　本事例をより高次の視点で検討したところ、このセラピーには2つの方向性があることが話し合われた。一つは、このまま母親とのラポールを重視していく協調的な方向性、二つ目は現在、食行動の話題で起こっている相称性を利用する対決的な方向性である。一つ目の方向性は無難であるが、何セッションもこの方法を続けているものの悪循環になっている。MRI短期／家族療法でいうところの偽解決になってしまっている可能性がある。よって、2つ目の相称性を使う方法を検討することにした。この方向性は、食の問題についてセラピストと母親の間で現在起こっている二者間システムであるため、有効に使える可能性があった。

　上記のような方針の転換は、治療全体をより高次の視点で見渡すことによって始めて生まれてくる。われわれ短期／家族療法家はより高次な視点を非常に重要視する。方針に行き詰まったときは、一度治療者とクライアントのコミュニケーションパターンを詳細にとらえなおしてみると、意外なところに突破口があることが多い。しかし、治療者自身が悪循環パターンにはまってしまっている場合は、なかなかより高次の視点を取ろうと思っても限界がある場合がある。そのようなとき、サブセラピストが岡目八目のような役割をする必要がある。

　しかしサブセラピストがいないときは、クライアントの承諾の下に面接場面をVTRに保存させてもらうという方法もある。行き詰まったときにVTRを見直すと、面接の最中にはまったく気づかなかった治療者とクライアントの悪循環コミュニケーションパターンがくっきりと浮かび上がってくる。

5．過食症高3女子の母親が受診した症例

　問題とされた対象者は高校3年生、名前は祥子ちゃん（仮名）。両親、兄（19歳）、弟2人（14歳、9歳）、祖母、との7人暮らし。高校では水泳部に所属し、学業も一番の成績である。生徒会長の役職にも就いており（任期は11月

まで），先生にも気に入られる良い子で通っている。就職希望。将来は菓子製造業に就きたい。

昨年秋から冬にかけてダイエットがきっかけで拒食，160cmの身長であるが，41kgまでやせる。友人にやせすぎ，気持ち悪いと言われたことを契機に昨年の暮れより過食に転じた。お菓子を大量に食べ，夕食後風呂場で吐く。右手に大きな吐きだこがある。吐くことに対する罪悪感も強い。友達や周りの人には，病気のことは知らせていない。非常に元気だと思われていると述べる。

親から見ると手のかからない良い子であり，お手伝いは頼まなくてもするし，部屋もきれいにし親を気遣っている。セラピストから見た祥子ちゃんも，どうしたらこんなにいい子的態度が保てるのだろうかと感心するくらいであった。逆に，セラピストや親にまで非常に気を遣っていることが少し減ったら症状が軽減するのかもしれないと感じられた。

父親を避ける行動がときおり見られるが，父親との関係は良好。母親とは，お風呂にときどき一緒に入ったり，非常に仲がよい。CMI健康調査表を実施したところ，領域Ⅲであり神経症の傾向があるということが確認された。両親の夫婦関係は良好である。X年6月23日当院受診。

第1回面接（X年6月23日）

祥子ちゃんと母親来談。面接までの一週間，過食・嘔吐がない日は土曜日だけと述べる。両者とも過食行動を主訴とする。また母親は，祥子ちゃんのイライラ感がなくなればいいと述べる。ミラクル・クエスチョン（奇跡が起こってすっかり治ったら？という質問）に対して，祥子ちゃんは，一日が短く感じられる女子高生になり，高校生活を満喫したい，自由がほしい，放課後友達と遊びたい，と述べる。

母親は祥子ちゃんのことを気に病み，自分を責めている。そのことを祥子ちゃんはとても気にしている。

介入課題
①来週までに悪いことを親に隠れて2つすること。②食べたお菓子の個数，枚数を数えること

介入課題①について，この課題は母子の境界線を引くことを目的としている。この面接で，母子感情の密着が話の内容からもコミュニケーションパターン上からも顕著に見られた。また，この年頃にありがちな親と葛藤的になる話題つまり"悪いこと"が，過食・嘔吐に関する事柄だけであり，その他は親や周りの期待どおりである。"悪いこと"が過食の他にもできれば過食の役割が低下するのではないかと考えられる。②のお菓子の個数を数えるという介入は，お菓子を何袋も一気に食べてしまうという過食時の行動に少しノイズを入れる効果があるとされており，一般的に使われている方法である。今回は試しにこの方法を紹介した。

第2回面接（X年7月1日）

父親，母親，祥子ちゃん，来談。前回からの1週間で過食・嘔吐は1回に減る。母親から見てイライラが取れて屈託がなくなったようだという。父親は，この前の面接の後から（前は避けられていたが）娘が普通に自分に話しかけてくるようになった，と述べる。父親は，「食べないことはそんなに問題と思わないが，親に隠し事をする（親の眼の届かない個室で，こっそり食べていること）ことが問題」と述べる。

先週の課題の"悪いこと"を祥子ちゃん一人にして聞くと，門限（9時）よりも20分遅く帰宅したことと述べる。生徒会の活動を仲間に任せて女友達とハンバーガーショップにいたという。すごく楽しかった，放課後友達と遊ぶという夢を現実にできたと述べる。また，親に相談せずに髪を切ったことを報告する。

母親は，娘が門限を破ったということに対しては，いつもは神経質に接するが今回は（病院の指示を守っている）と受け止め注意もしなかったと述べる。またこのたびの介入には驚いたが，実際に娘のした悪いことというのは，普通の高校生なら誰でもやっていることではないかと気づき，子どもを信頼できると思った，自分は娘がいい子でいることに慣れすぎていた，おおらかな気持ちになったと述べる。

セラピストは，父親が隠し事はいけないと述べたのに触れ，「本当に真面目で親に誠実なお子さんなので，合法的にではないと普通の子がするような隠し事もできないお子さんなのですね」と述べ，今後もこのような"隠し事"を介

入のメインとすることを父親にも了承してもらう。

> **介入課題**
> 　先週の課題①来週までに悪いことを親に隠れて2つすること。②食べたお菓子の個数・枚数を数えること，の他に③両親が子どもに内緒で悪いことを二人ですること（話し合いの結果，晩御飯の支度を祥子ちゃんに任せて二人でパチンコに行くことに決定），を加える。

　過食・嘔吐は週1回に劇的に減った。しかし，これは周囲の期待に対して非常に敏感に，"いい子"の反応をする祥子ちゃんが，頑張ったと考えられる（今回の場合はセラピストの期待に応えること）。それに疲れたときに，またゆり戻しが来るだろうと予測を立てる。それに備えて，親子の境界線を引くような介入を引き続き行った。

第3回面接（X年7月14日）

　母親が来談。祥子ちゃんは来室しない。母親の報告では，祥子ちゃんは先週の課題の"悪いことの課題"ができなかったので，来たくないと言ったそうである。また，このカウンセリングルームは病院内にあるのだが，平日の4時までしか受付をしていないので，祥子ちゃんが来室するためには学校を早退しなければならないという事情もあった。母親がそれに対して，「私はまた一人でこの問題を抱え込まなくてはならない」と言うと，祥子ちゃんは「母さんはそう言ってまた私のことを傷つける」と言い，喧嘩になったようである。
　イライラは面接以来減ったが，過食・嘔吐は週に4，5回のペースに戻ってしまった（祥子ちゃんは必ずお風呂で嘔吐するため，吐いた後わかると述べる）。セラピストが，母と娘の葛藤は食べ物の問題だけに見えると言及すると，そのとおりであると述べる。しかし表面化することは少なく葛藤が潜在化している。過食・嘔吐に関しては家族が腫れ物に触るように扱っている。
　父親の対応は変化している。以前は隠し事を気にしていたが，今は母親に「今反抗期だから放っておけ」と言うそうである。祥子ちゃんは先週，親には事後報告で勝手にバイトを決めてきた。このように祥子ちゃんの行動は"完璧ないい子"像から徐々に変化している。

> **介入課題**
> 祥子ちゃんの過食・嘔吐に対する家族のかかわり方を少しだけ変化させてみること。

過食・嘔吐の回数が元に戻ったことはやはり一番の問題であろう。しかし，家族のコミュニケーションのパターンは確実に変化している。問題は，病院という場所が祥子ちゃんにとって良い子にならなければならないと強く思わせるところであるため，なかなか自分の本心を出さないということである。そのためしばらくは，親との面接から家族の構造に介入していくことで間接的に症状にアプローチすることにした。

第4回面接（X年7月28日）

母親のみ来室。観察の様子を聞くと，この面接までの2週間のことを詳しく述べる。最初の1週間は食事もきちんとし，おやつを食べている様子もなく（ごみ箱を見るとわかる），過食・嘔吐もなさそうであった。後の一週間は3日ほど過食嘔吐があった。家族の会話で変化したことは何かを聞くと，吐くことに関する対話が増えたとのことである。以前はこの話題はタブーであった。

　　母　　　　：「また吐いちゃったね。」
　　祥子ちゃん：「うん，でもおとといは吐かなかったよ。」
　　父　　　　：「吐いた後，風呂掃除くらいしろよ。」
　　祥子ちゃん：「うん。」

などである。父親は，「最近だらしなくなった。前は本当にしっかりしていたのに」と怒っているという。お手伝いも，前はたくさんやっていたのに今はあまりしない。セラピストは，だらしなくなったのは前のような緊張が薄れてきたことの裏返し，少し様子を見てほしいと伝える。

セラピストから見て，母親の様子は娘の相似形であるように思えた。第1回面接では，非常にこちらに気を遣ってぴりぴりした感じであったのが，少しリラックスして弛緩してきたように見えたからである。

第5回面接（X年8月18日）

母親のみ来室。この2週間でちょっと大変なことがあったという。祥子ちゃ

んが吐いた後お風呂を掃除しないので，父親が激怒した。祥子ちゃんを思いっきり平手打ちし，「片付けろ！」とお風呂場まで引きずっていったそうである。それに対して祥子ちゃんは，パニック状態になり「出て行く！　出て行く！」とわめいて飛び出していきそうになった。それを父親が押さえつけ，「落ち着け，落ち着け，お父さんも大きい声を出して悪かった」となだめ，落ち着くまでずっと背中をさすっていた。

　その後変化はありますか？とセラピストが聞くと，最近は夕ご飯をたくさん食べるようになったとのことである。お菓子もたくさん食べるが，前のように自室で隠れて食べるのではなく居間でテレビを見ながら堂々と食べるようになったとのこと。嘔吐については，父親に叱られた後お風呂の排水溝がきれいなのだが，吐かなかったのか吐いたあと掃除をしたのかわからなくなったとのことである。

　他に何か心配なことはと聞くと，そろそろ就職のことを考える時期であるという。地元にあまり職がないので，寮のある職場を探すしかないという。セラピストは，就職のことについて話す母親の様子が気にかかった。明らかに不安が顔をよぎり，ぴりぴりとしてくる。

　祥子ちゃんが自立していったらお母さんは寂しいでしょう，と共感を示し，どうしたらお母さんがそれに耐えられるようになるかについて話し合った。

> **介入課題**
> 母親と父親で一緒に夜飲みに行く。後のことは子どもたちに任せる。

第6回面接（X年9月1日）

　母親来室。何か変化はありますかと聞くと，自分自身の心境の変化について話す。以前は，母も娘も常に相手が何を考えているのか，ということについてお互いに確かめあっていた。娘と二人の世界があった。しかし，最近自分は自分，娘は娘と感じられるようになってきたと述べる。

　また，同居している姑のことに話が及び，祥子ちゃんは過食・嘔吐する前，ずっと姑と一緒に寝ていたこと，それが夜中お菓子を食べるようになってから一緒に寝なくなったことを述べた。そして姑が母親に「早く治しなさい」と言

ったこと。それを聞いて，母親は祥子ちゃんの過食が治ったらまた姑と一緒に寝てしまうのか，と複雑な思いがした，と述べた。このような話がされたのは初めてであった。

　食行動については，相変わらず食べる量は多めだが，お菓子を買ってくることはなくなり，家にある物だけをみんなの前で食べる。ご飯やおかずなど。しかし以前と比べると，かなり少なくなっていると述べる。

第7回面接（X年9月22日）

　母親来室。祥子ちゃんの就職が決まったこと，会社の寮で暮らすようになることを話す。母親が浮かない顔をしていたので，セラピストは，お母さん自身が10点upするには？と聞くと，「娘が家を出ていくという話題が家ではタブーになっている。それがなくなるとよい」と述べる。食行動は前回と変わらず。

> **介入課題**
> 祥子ちゃんが一人暮らしを始める部屋のインテリアを，母娘で一緒に考える。

第8回面接（X年10月20日）

　母親来室。インテリアを一緒に考えてみた。楽しく会話できた。父親も，一緒になって「一人暮らししたら，掃除するんだぞ」など言っている。祥子ちゃんは，「早く一人暮らししたい，お給料でかわいいカーテンを買う」とはしゃいでいるそうである。

　食行動は，前回と同様，家族の前であるものを食べている。お菓子ではなくおかずなど。嘔吐について母親は，「食べた分だけ太ってきているので，あまり吐いてないのではないか」と述べる。いらいら感がなくなり，穏やかに明るくなったこと，以前のようなぴりぴりとした緊張感がなくなったことを話す。典型的な過食・嘔吐の行動がなくなっていること，精神的にも安定していること，母娘の分離不安が解消された様子などから，今回で面接終了。

フォローアップ

　治療を終結してから1年後，その後の経過を確認するためにセラピストが電

話でフォローアップを行った。電話には母親が出る。祥子ちゃんは会社の寮で一人暮らしをしているが，精神状態は良好とのこと。過食行動については，もうおさまっているだろうと述べる。その理由として，電話の2週間前に母親と4日間旅行をしたが，そのときには3食きちんと食べ，過食行動が見られなかったこと，高校のころ食べ過ぎたことがあったよね，という雑談を思い出話として笑いながらしていたことが挙げられるという。母親から見て，症状が出ていたころのような思いつめたような厳しい表情もなく，心配なところはないとのことであった。

6．世代間境界と暗黙の話題

　この事例の家族は，まさにミニューチンの言うところの，絡み合い家族である。お互いの気持ちを探ろうとし，気を遣いあう。相手の感情を，自分が感じているかのように代弁しようとする。また，子どもと親の情報の境界線が少なく，子どもに隠し事をしないよう強要するということが起こっている。

　隠し事をしないことを強要するにもかかわらず，家族の中にはオープンにされないいくつかの事象がある。一つは祥子ちゃんの食行動の問題，他には嫁姑の問題がある。母親はセラピストにもあまり多くを語らなかったが，発言から推測すると，かなりの葛藤が横たわっていることが推測され，祥子ちゃんが巻き込まれていることが推測される。

　本面接の第一の方針としては，家族境界線を設けること，つまり両親と祥子ちゃんの間に心理的距離を作ることであった。その一つは，祥子ちゃんに親に内緒の隠し事をさせること，2つ目は両親が二人だけで遊びに行くことである。これにより，家族の絡み合いが減少してきた。

　第二の方針は，話題として触れることがタブーであった過食・嘔吐についてオープンにすることであった。これにより祥子ちゃんの問題は，話題には出さずに探り合っていたモードから，他の話題と同列なポジションに解き放たれた。また，暗黙下に置かれていたもう一つの話題は，祥子ちゃんの自立についての話題であった。両親がこの話題を暗黙化することこそが，祥子ちゃんには"自立するな"というメッセージにつながっていた可能性がある。

7．最後に

　2事例とも本人は最初の数セッションしか来室せず母親だけがカウンセリングを受けた。これは本人の病識の問題も一部あろうが，受付の時間が午後4時までであるという本病院の体制にも関係がある。

　両ケースに共通することは，家族間のコミュニケーションを丹念に情報収集し，問題に対する両親の対処行動に変化を援助したことである。また最初のケースでは，家族に対するセラピスト側の対処行動をも変化させる必要があった。セラピスト側の応対の変化によって，親の対処行動が変化し，子どもの問題行動が明らかに影響を受けていることがうかがえる。このように，常により高次の視点でコミュニケーションの連鎖を見続けることが重要であると言える。

5章　複雑で難解な事例

若島孔文

　さまざまな事例を見ていくと，単一の問題を訴えるだけではなく，複雑雑多な問題を訴える場合があることに多くの臨床家が直面し，その問題解決に向けて苦心していることがある。ある部分はクライアントが多くを語る以前に，危機介入的対応をしなくてはいけないようなものもある。家族やコミュニティーの中での資源の欠落や経済的困難，極度の自殺企図を持つケースや進行性の病のため身体が日に日に不自由になるケースなど，私たちは複雑な問題を持つ，いわゆる「難治例」に取り組まなくてはならない。しかしながら，筆者がここで提起したいことは，「複雑な問題を持つケースに対しては複雑な理論や技術が必要であり，複雑な解決がもたらされるということは決してない」ということである。複雑なケースも「シンプルな方法」で援助をすることが大切である。長谷川啓三流に言えば，「シンプルで，エレガントで，ブリーフにイケル」のである。

1．失敗例と言える事例から学ぶ——進行性の病におかされる双極性障害の男性

　まずここでは失敗例と言える事例から紹介してみたい。筆者が臨床をはじめて5年目のことであった。進行性の障害を抱え必死に生きがいを模索している35歳の男性患者に出会った。診断は人格障害および双極性障害，いわゆる躁うつである。本患者は入院病棟のリーダー的存在であり，数十回と自殺未遂を繰り返していた。体中傷だらけであった。病棟の中では人望があり，人格障害の

女性が恋人であった。さらに仲の良い病棟の友人がおり，この友人はうつで数回入退院を繰り返していた。人格障害の恋人は退院していたが，この恋人とうつの友人の自殺念慮が常に彼を悩ましていた。筆者は方針としてこの問題に対してシステミックなアプローチを取った。すなわち，彼が恋人や友人とどのような相互作用を取っているかに焦点を当て，彼の行動を変化させることでその問題の解決をはかっていった。

　うつの友人は筆者が担当する患者でもあり，改善を示していった。夫婦関係の問題も解消し，楽しい生活を送り始めた。恋人のほうも改善を示していった。彼と会うたび「死にたい」と言っていた彼女は仕事も見つけ，親との葛藤もうまく処理していけるようになっていた。
　彼はこの時点で筆者にこう述べた。「私の恋人も友人もがんばって回復し，楽しく生活し始めた。私は取り残されている」と。
　ある日，診療時間が終わり，病院に電話がかかってきた。死にたくてしょうがないという。看護婦さんから担当医師であった院長へ，そして筆者へと電話は取りつがれた。そして，すぐに会うことになった。患者は来院した。2時間ほど雑談を交わした。そのとき，次のように述べた。「婦長さんもやめたし，○○先生も，そして先生，あなたもこの3月で辞めるんですね。先生に会えてよかった。婦長さんにもこの前会った。兄貴にも久しぶりに偶然街で出会いました。みんなに会えて私はもう死ねるかなと思いました」。筆者は「でも，彼女やあなたを信頼する友達が悲しむでしょう。あなたが治したのですから」と話した。
　それから一週間後に彼は自殺した。一時は回復を示し，意識が戻り「生きててよかった」とその場で述べたが，その後，状態が悪くなり死んだのである。
　彼を取り巻くシステムは自分よりも頼りない恋人や友人であった。その人々の悩みに応えてあげることで彼は生きがいを感じていたのであろう。そして筆者はその生きがいをなくす原因をつくった一人なのである。彼にとって誰かの役に立っていると感じられる仕事があれば今も元気に暮らしていたのではないかと後悔し，また，学ばせてもらった。臨床家は症状や問題がクライアントにとって役立っていることがあることを心に止めておく必要があるだろう。

2．身体表現性障害の老人

　内科の入院病棟に一人のお年寄りF子さんが入院していた。その女性はパーキンソン病とまったく同様の症状を示していた。手がふるえ，足がしびれ，歩行器を使わなくては歩けない，そんな状態であった。しかしながら，困ったことに医学的検査からはパーキンソンとは認められないと医師によって判断されていた。そして，担当医師から筆者の勤めていた心療内科心理相談室に予約が入れられた。もちろん歩行が困難なので，筆者は入院病棟に行き，そこの階にある面談室で心理療法を実施することにした。しばらくすると，歩行器を使いながら，ゆっくり，ほんとうにスローに，その女性は歩いてきた。筆者は顔を合わせて挨拶をしたが，彼女はまったく表情を変えなかった。手を取り，椅子に座ってもらった。そして「具合はいかがですか？」と尋ねると，F子さんの声がふるえていて，ほとんど聞き取れない。そこで，催眠誘導することにした。催眠誘導は身体の感覚（温感）から被催眠性を高めていった。自律訓練法と同様である。そして「治療的二重拘束」と「逆説」を用いていった。「治療的二重拘束」とは次のように使用する。「手は暖かいですか，冷たいですか？」と尋ね，「冷たいです」と応えたら，「そうですね。冷たいですね。そう，徐々に変化してきますよ。……どうですか変わってきましたか？」。「はい，暖かくなってきたような気がします」。そこで，筆者は「そうですね。だんだん暖かくなってきましたね」と言葉をかけていく。ここでは「冷たくなってきた」と言えば，「そうですね。だんだん冷たくなってきましたね」というように，いずれに応えても私のコントロール下にあるように言葉をかけていくのである。これが催眠における治療的二重拘束である。「逆説」というのは，続いて「手が軽くなってきましたね。重くなるように重くなるようにしてくださいね。……そう思えば思うほど，だんだん軽くなってきますよ」というように言葉をかけていく（催眠の理論と方法についての詳細は，小野寺，2000）。

　催眠誘導した後，身体の動かない部分ではなく，身体の動く部分に焦点化していく。そして，言葉のふるえはあるものの聞き取れるぐらいになってきた。そこで，催眠を徐々にとき，さらに身体の動く部分に焦点化していった。すると彼女は突然，身体が動かないと報告した。身体の動く部分に焦点が当てられ，動くことを強調した結果である。看護婦さんが車椅子で彼女を病室まで送るこ

とになった。

　その後，看護婦さんとF子さんを取り巻く環境について話し合った。看護婦さんと話すと，彼女には病気が治り退院すると戻る家も，また家族もない，ということがわかった。だから，症状が治ることは彼女にとって望ましいことではないのである。いわゆる疾病利得である。疾病利得というのは，症状を持つことで，何らかのメリットを得ることができているということである。

　この事例の治療上の方針は，彼女がこれから先不安なく生活していく基盤を整えることであった。病院ではなく，社会的基盤を準備すること，それが彼女の回復の助けとなるのである。

3．肺結核による運動機能の低下

　ある意味，難治例と言われる事例は，セラピストにとって特別なケースとカテゴライズされたり，また，器質性の障害を持つと診断されたケースを含むことになる。例えば，家族療法や短期療法を実践する初心セラピストも，分裂病という診断名や精神発達障害というカテゴライズで，特別視をしてしまうという罠にはまりがちである。罠にはまったセラピストに対して筆者は象徴的に次のような比喩を用いることがある。

　　腕を失った一人の男性がわれわれのところを訪れた。彼は腕を元通りにすることを求めているのか？　そのようにも見えるが実際にわれわれがセラピー場面で扱うことは，腕を失ってしまったことに付随する問題についてである。もし，あなたが腕を元通りに戻すということを援助するならば，その事例は難治例となる。

(1) 事　例

　さて，ここで肺結核により，肺の機能が3分の1に低下し，入院病棟で落ち込みを示していたH雄さんの事例を紹介したい。H雄さんはとても無愛想な感じの男性であったが，淡々と次のように語り始めた。「ほんとうに身体がしんどい。これまで何でもなかったことがとてもたいへんになった。階段の昇り降りもままならないんだ」と。筆者はただ彼が話をできるように促し，30分ほど病棟で話を聴き入った。

第2回では笑顔を示しながら，話しかけてきた。筆者は「もし，身体の調子が良くなり，退院できたらどんなことをしたいと思いますか？」とそっと訊ねた。すると，「バンドの仲間と楽しくやっているだろう」と語り始めた。無愛想ではあるが，生き生きと自らの音楽人生について話し続けた。あっという間に1時間が過ぎた。最後にH雄さんが「今度はいつ来るんですか？」と訊ねた。

その後，H雄さんは肺の機能の3分の2を失ってしまった中でも，自らの生き方に対する展望と期待を持ち始めたようであった。そして，退院していった。

(2) 考　察

以上で示唆するように，私たちの仕事は次のようなことを扱うことではない。例えば，器質の欠陥を治すとか，発達障害を治すとか，親密な人を失った家族に対してその失われた人を生き返らせるとか，そういうことを扱うのではない。ここでのスタンスは問題を扱うことである。つまり，病理システムや障害システムではなく，それに付随する問題システムを扱っていくのである。筆者は次のように考えている。「ある病理システムや障害システムが問題システムと構造的にカップリングしている際には，問題の解消・軽減とともに病理や障害自体も消失・軽減していく」と。

4．PTSDとドメスティックバイオレンスに悩む女性

ここで報告する事例はさまざまな問題を訴える，一般的には比較的難治例と見なされるケースである。家族成員間の相互作用に早急な変化を導く必要があり，しかも面接に家族成員が参加することが難しく，家族内には触れてはいけない「秘密」あるいは「家族神話」とされるべき事象が存在するというものである。

(1) 事　例

クライアントは28歳の女性であり，筆者の勤める心理相談室に来談した。来談の経緯であるが，相談室に手紙が届いたことからはじまる。以下，手紙の内容を個人のプライバシーを保護するために修正を加え要約する。また，第2回面接の後半と第3回面接は同様の理由から記述することを控えた。

手紙1

　私は高校生のとき夜道を歩いていると，車が横に止まり，まったく知らない男に強引に車に乗せられ，連れ去られた。その後，そのときの記憶は忘却していた。しかしながら，現在の夫と付き合うようになりそのときのことが鮮明に思い出されることになった。忘れていたはずのことが，まるでビデオを見ているかのように頭の中を流れたり，夢で見るようになったり，ちょっとしたきっかけで写真のようにでてきたりするようになった。大学生のときに電車で痴漢に遭ったことを契機にパニックを起こし，病院を受診した。いろいろな状況がかさなりカウンセリングを受けることをやめた。現在に関して，記憶がよみがえり，昔に引き戻されてしまうので眠ることが怖い。また親しくない男の人がそばにいるとすごく怖い。毎日苦しく不安で，現在もリストカットしている。今後，カウンセリングを依頼したい。

　治療契約に際して，過去に数年間カウンセリングを続けたことに対するネガティヴ感情とその効果に対する不安を述べたため，面接の回数を5回（週1日のペースで）に制限してはじめることにした。

第1回面接

　まず，「最も怖い状態」を0，「怖くない，理想的状態」を100とするスケーリング・クエスチョン（以下SCQ）を行った。「50点」と答えた。また，「仮に寝ている間に奇跡が起こって問題が解決したとき，今とどういうことが違っているか？」と尋ねるミラクル・クエスチョン（以下MQ）に対しては，「今は会社でも男の人と話すのが怖くて，長く話せない。触れられるとよけてしまうが，長く話せたり，接触をさけるようなことはしなくなる」と言う。その後，自殺しないまでも「死にたい」という気持ちがあること，「少しの音に注意がいったり，人の動きや後にいる人のことがすごく気になったり，一つのことを考えようとしても，何かが邪魔する」といった状態があること，夫といて困るのが，一度過去の状況が想起されると，「触らないで」と言ってしまうことから，「そのうちきっと嫌われちゃうのかなぁって，たまにすごく不安になる」と語られた。トラウマに関して2章（p.42）で記述したEMDRを実施した。

> **介入課題**
> 次回までに,「楽しいと感じた出来事」と「これからも続いてほしいような出来事」を観察して日記をつけること,を指示した。

第2回面接

　SCQ に対しては「0点」と言う。しかし,「地域のボランティア活動をする」「仕事に関することについて調べ物をする」など,クライアントにとって「充実する」ということが,夜によく眠れないという問題に対する例外パターン（問題の中で既にある解決パターン）として見いだされた。MQ に対しては,「夫と会ったときに構えないで話している」「夫に気持ちや感情をはっきり表に出せる」「人ごみにいけるようになる」「夜中に起きたりせずに寝ることができる」と答えた。

手紙2

　過去の体験が問題なのでしょうか？　現在のことが問題なのでしょうか？　現在の問題があってトラウマが続くのだろうか？　私は夫に暴力を受けている。このことが原因の一つになっているのかもしれない。あと3回で男性恐怖がなくなるか,また,夫のアルコール中毒と暴力は異常なことなのか,最近わからなくなってきた……。

第4回面接

　これまでのクライアントの問題に対する解決努力について尋ねたところ,「同居している実の母に少し言ったことがあるが,夫の暴力について信じてくれない」と述べる。また,「旦那さんに嫌だと伝えたことはありますか？」と尋ねたところ,「前にあるけど,最近は言っていません」と言う。そこで以下のような介入課題を提示した。

> **介入課題**
> 夫に手紙で悩んでいることを伝えてみる。

手紙3

　先日は面接で話ができてよかった。だんだん身動きができなくなってきて，そろそろ限界を感じていた。自傷は，無意識のうちということもあったし，意識的に，傷があれば夫の暴力から逃れられるという，お守りとして行っていて癖になった。でも，いつまでも傷をつけ続けるのは嫌だ。トラウマに関しては，確かにイヤだけど，過去にあった事実は変わらないのだし，思い出すのは辛いけど，自分にとってそれだけ大きなことだったのだから，ある意味当たり前だと思う。けれど，アルコール中毒の夫が目が覚めたときにいるのが，いちばん怖い。夫は悪い人じゃないし，すごく優しいし，一緒に出掛けたりもするし，たくさん話もするから，好きである。だから，夫を悲しい顔にさせるのは避けたい。

第5回面接

　「会社の男性社員とコミュニケーションがとれるようになった」また「夫の暴力を受けることがほとんどなくなった」と報告。クライアントの夫に対する感情としては，「夫は私が自分のことを一番よく理解してくれていると思ってるから，酔っ払って暴力をふるうことについて言ったらショックを受けます。私が以前に知らない男性に暴行に遭って，それを聞いた夫が私を何とか守っていかなきゃという気持ちがこうなってしまった気がして……夫もかわいそう」と語る。また家族構造の聞き取りを行ったところ，夫－クライアントの関係に対して，クライアント－同居している実の母の関係が弱く，また，夫のクライアント以外の他の家族成員（夫にとっての義理の母と娘）との関係は弱い。そこで，以下のような介入課題を提示した。

> **介入課題**
> ①夫の前で実の母親と仲の良いふりをする，②「あなたのことを私は誰よりも理解しています。私が悩んでいるように，あなたも暴力を止めなきゃいけないと思っていることも知っています」という内容の手紙を夫に渡す。

　この第5回面接をもって最終面接となるが，毎週手紙でフォローアップすること，また，苦しいときにはさらに5回面接をすることを約束し，終了した。

手紙 4

　早速最近はいろいろなことが以前とは少しずつ変化している。夜，夫に手紙を渡した。その効果はあったようで，すごく悩んでいたようだ。今の段階では，まだ「夫が私を守らなきゃ」という気持ちが強いようである。週末は，実の母と一緒に行動するように心がけて散歩や買い物にふたりで出掛けたりした。手紙や実の母といることが影響してか，かなり変わった部分がある。

手紙 5

　最近は夫と楽しく過ごしている。酔っ払っている夫と一緒にいる時間は減った。夫は最近私が忙しいから気を遣っているようである。私が気にしすぎているだけかもしれない。

手紙 6

　ほぼ毎日私が外出していて，家族との接点はあまりなかった。最近，睡眠薬がなくても眠れることがほとんどになったことが一番大きな変化である。

手紙 7

　感情の浮き沈みがあまりなくなったことで，あまり疲れなくなった。「嫌だ」とか「苦しい」と思うことが少なくなり，夜はすごく眠くなって，いつの間にか寝ている。以前の状態が嘘のようである。今はすごく楽である。

手紙 8

　夫が酔っ払って暴力を振るうことはまったくなくなった。今はすごく楽である。

(2) 考　察

　さて，ここで考察していこう。まず，以上の事例の流れをもう一度手短に振り返ってみたい。クライアントは過去に知らない男性に暴行を受けていた。暴行は夫と付き合い始めるまで無意識に追いやられていた。つまり，完全に健忘していたという。夫と付き合い始めてから，その記憶がよみがえってきたので

ある。これが最初の主訴であった。また，夜が怖い，男性が怖い，自傷行為，不眠など多様な問題を訴えた。PTSDに対して2章（パニック障害）で紹介したEMDRを用いた。彼女の状態は良くなっていった。つまり，「自分が悪いのではなく，相手が悪かったのだ」「自分は被害者なのだ」というように判断できるようになっていった。しかしながら，この後，現在の重要な問題について語られた。それはアルコール中毒の夫に暴力を受けているということである。自傷もその暴力を回避するための手段であった。

1）治療的二重拘束

夫は彼女が過去に暴行された事実を知って以来，「妻を守らなくてはいけない」，「私のことを一番理解してくれているのは妻である」という気持ちが強くなり，それが酒に酔い暴力を振るうことと関連しているようだと彼女は述べた。これは夫の彼女に対する行動の枠組み（フレーム）でもある（フレームについて詳細は，若島・長谷川，2000）。筆者は以下のように記述した手紙を夫に渡すように指示した。

> 私はあなたのことを他の誰よりも理解しています。だから私が悩んでいることをあなたは知っていることを知っています。あなたもいつかはやめなくてはいけないと悩んでいることを私は知っています。

この手紙のメッセージは治療的二重拘束を用いたものである。夫のフレームは「妻を守らなくてはいけない」，「私のことを一番理解してくれているのは妻である」ということである。彼女が述べるように，仮に夫がこのフレームを確認するために酒に酔い暴力を繰り返しているならば，妻も夫自身もこの行為をやめなくてはいけないと思っていることを認める必要がある。

このメッセージを伝達した後，家族関係にいろいろな変化が少しずつ生じてきたようである。夫は手紙を受け取り，その効果というか，影響があったようで，すごく悩んでいたという。彼女が実の母親とともに散歩や買い物に出掛けたりするという母－娘での協同する行動も増えたという。

2）問題－相互作用モデルによる問題の見立てと介入

本事例では，最初の主訴はトラウマや不眠などさまざまな問題が訴えられた

が，最終的には問題の核心となるべき夫の暴力という問題が語られることとなった。こうした状況では，現在生じている暴力という夫の行動をストップさせるということが必須の課題となってくると筆者らは考えている。こうした事例では，心理療法の効果がクライアントの癒しというように，その個人にとどまってはならず，夫の行動にまで影響を及ぼす必要があるということである。その一方で，この問題は介入のやり方によっては家庭の崩壊が避けられないほどの深刻さを持っている。クライアントの変化への抵抗は，夫との良好な関係や家庭の安定を崩さずに，暴力行為のみを絶ちたいということから生じている。このような抵抗は，この事例だけではなく，一般的に持続が見込まれる関係にある人々に共通する事柄である。関係の持続が避けられない対人関係では，一般的に問題への言及を避ける行動が多くなるのである。いわゆる家庭内離婚や仮面夫婦というものがその最たる例であろう。これは，持続的関係が見込まれる家族や夫婦における相互作用をモデル化した，問題－相互作用モデルによって，その説明が最も可能となる（若島，2000a；若島，2000b；若島・長谷川，2000；若島・生田・長谷川，1999）。問題－相互作用モデルでは，次のような仮説を提示している。それは，「会話システムというより即時的で短期的なシステムを崩壊させることによって，より長期的な対人システムを維持することがある」というものである。つまり，問題についての会話システムを崩壊させることによって，家族という対人システムを維持しようとしているというコミュニケーション・パターンがあるということである。この事例における家族内でのコミュニケーションの連鎖という観点から見ると，クライアントは夫に，酒に酔い暴力を振るうという話題について話し合いをしないよう動機づけられている。また，唯一，その話題についての言及を実の母親に行ったにもかかわらず，実の母親は夫婦関係の崩壊を避けたいと思っているのか「信じない」という反応によって，問題に対する言及が回避されるというコミュニケーション・パターンがとられていると見立てることができるであろう。これが悪循環的相互作用パターンになってしまっている。

　以上の見立てによると，家族という対人システムを維持しつつ，夫の暴力という話題に言及していく，という介入の方向性がその一つとして考えられることになる。しかし，夫とクライアントとの関係が悪くなるような介入を出すことにはクライアントの抵抗が大きく，夫との良好な関係を崩さずに変化を起こ

すということはセラピストにとって細心の注意を要する必須課題である。どのように，対人システムを維持しながら問題についてのコミュニケーションを表出させるかについては，問題－相互作用モデルが臨床上の重要な示唆を与えている。それは，可能な限り会話システムを崩壊させる方向で，メッセージを伝達する，ということである。会話システムを崩壊に向かわせる方向とは，会話を維持する機構を減らしていくということである。筆者らの実験社会心理学的研究から明らかにされているのは，会話というシステムを維持する機能を主に果たすコミュニケーションというものが存在するということである。例えば，反応を求める視線や反応を示すうなずき，反応を求める手のしぐさなどの非言語行動，そして言語行動としてはセンテンスの語尾に付く終助詞である「……だよね」「……でしょ？」「……だよ」などが会話システムの維持機能を主に担うコミュニケーションである。したがって，会話を維持する機構を減らしていくというのは，具体的には，このような非言語的相互作用による情報量を少なくすること，言語的相互作用的言語である終助詞の「……ね」「……よ」などの使用を減少させることを意味している。

　問題－相互作用モデルからは，"問題に関する言及"を行う際には，会話システムを崩壊させる方向性が妥当であると一般的に考えられる。本面接で使用した手紙というツールは，通常の対話場面に比べて，以下の点で会話システムを崩壊させる方向性に向いている。第1に，非言語的情報がまったくやり取りされない。第2にコミュニケーションが一方的に行われる。すなわち，相手の反応を検討することなく終了させることができる。第3に，相手の反応が返ってくるまでに時間的なスパンがあることが多い。以上の理由から，手紙というツールを使うことによって，クライアントは例外的行動パターンを構築するための"do different"行動を行うことが容易になったと考えられる。さらに重要なことは，これはまったく偶然と言えることであるが，クライアントがセラピストに対して手紙という手段を用いて自分の夫との関係や本心をうち明けたということである。あまり人に言いたくない事柄は，コミュニケーションの相互作用レベルを落としたほうが伝達することが容易になると考えられる。

　3）物語としての手紙
　この事例の特徴は，セラピストとクライアントが書簡を交わしているところ

にある。面接を受けるたびに手紙を自分で書くということは，問題やそれを取り巻く状況について「物語」を構築することであると考えられる。特に手紙3では，変化への兆候の報告と夫の気持ちの洞察を行っている。変化が起こっているから書けるのであるが，逆に書いたから変化したという事実が明確に意識できるという側面がある。ここでヴィゴツキー（Vygotsky, L. S.）の内言の理論による説明が可能になる（若島，2001a）。

　　最初に，他者とのコミュニケーション手段として機能していた言語である外言が，次第に外的行為の消失を伴いながら内面化されて特殊な機能を持つ言語である内言に変化していくというものであり，この内言は，内的対話過程に基づく行為の自己調整機能を果たすことになる（田島，1992）。

すなわち，クライアントはこのような新たな認識の枠組み（変化を詳細に探る，自分を客観的に観察する視点）からストーリーを生成し，またそれを自己回帰的に強化させることができたということが言えるかもしれない。別の言い方をすると，クライアントはセラピストとの手紙のやりとりによって自己回帰的に物語を構築し，その結果，問題についての変化を導くことができたのであろう。

4）その他

本事例は，上記にあげた主軸となる介入のみならず，さまざまなやりかたを駆使している。例えば，第5回面接では，夫の前で母親と仲良くすることで家族に構造的な介入を行い，クライアントと夫との相対的距離を離すよう促した。これは，筆者らが，戦略か非戦略か，システム理論かナラティブか，構造主義か社会構築主義か，モダンかポストモダンかなど二者択一的な時代思想にとらわれず，あらゆるものを問題解決の資源と見なし，それを有効利用するという姿勢を持つからである。また，これはあらゆる心理療法やカウンセリングに非常に重要なことであるが，セラピストがクライアントの治癒力を信じるという共感的態度は一貫していると考えている。このように，ある療法にこだわるのではなく，役に立つものは取り入れていくという柔軟な姿勢が解決への近道であると常に意識しているのである。

5．引きこもりへの対応──MCR プロジェクト

　近年，より困難な事例として引きこもりが挙げられる。病理の側面からは，単なる不登校の場合もあれば，精神分裂病や注意欠陥／多動性障害（ADHD）と診断されていく場合もある。現在のシステムにおいては児童相談所が機動性を示すが，それでも手が出ない場合も多い。もちろん医療機関では手も足も出ないことも多い。また，引きこもりを示すその本人に会えないことだけではなく，その親が強い不安を示し，本人に対する親の対応を変化させることに強い抵抗を示すことになる。これは当然のことである。例えば，現在の状態を 0 利益とするならば，対応を変化させ，本人の行動が改善されれば＋100 利益であるが，逆に悪くなるならば－100 利益となる。こうしたジレンマが変化への抵抗を促すことになると考えられる。親はより有益なアドバイスと不安の低減を求めて，さまざまな機関を渡り歩くことになる。

　こうした事例に対して限界や無力感を感じる中で，筆者らによって，MCR プロジェクトが開始された（http://www.mcr.npo-jp.net/）。MCR プロジェクトのシステム（以下 MCR システム）とは，引きこもりの子どもを持つ親の依頼を受け，研修を受けた学生がソリューション・ティーチャーとして家庭に派遣される（MCR ホームページ参照）。これはこれまでもメンタルフレンドという形で行われてきたが，これだけでは不十分なシステムとなる。その理由はメンタルフレンドが子どもたちに変化を導入しようとすれば抵抗が生じ，子どもはメンタルフレンドをクビにしようと手段を選ばず，さまざまな行動を起こし始めるからである。その結果，両親はメンタルフレンドを首にするのである。一方で，子どもに合わせてうまくやっているメンタルフレンドは子どもの状態を遷延させてしまう危険性を伴うのである。そこで，MCR システムでは，臨床心理士やカウンセラー（コンサルタント）によって，最低月に 1 回，両親に対するコンサルテーションが行われている。すなわち，あらかじめ子どもの抵抗を予測したり，あるいは，両親から見たソリューション・ティーチャーの様子を把握したりするのである。コンサルタントとソリューション・ティーチャーは月に 1 度，ケース検討を行っている。すなわち，引きこもりの子どもを援助するために，コンサルタントとソリューション・ティーチャーと両親が三つ巴になり，協力するということになる。

一つ事例を紹介しよう。IPは中学3年生。中学入学当初から不登校がはじまった。自閉症スペクトルの障害を持つと判断される。これまで両親はIPに対する学校の取り組みを学校および教育行政機関に抗議してきた。こうした機関は，IPを精神科に受診させ，障害があるという診断をすることに終始し，それを認めることができない両親は抵抗を示し，結局，IPに対するアプローチは何らされることがなく，数年を経ていた。こうした状況の中で，MCRプロジェクトをインターネット上で発見し，MCR事務局に父親からメールが届けられた。

　MCRシステムは，最初に両親への面接から始まる。両親にシステムの概要を説明した後，現在に至るまでの両親のストーリーを傾聴していく。両親は学校や保健所，教育行政への怒りをあらわにする。また，これまで家庭教師を雇ったりしたが，IPが他人とまったく口をきかないこと，IPと家庭教師がゲームのみをやっていたことに不満を述べた。コンサルタント2名は，面接の途中，スタッフルームに戻り，IPが自閉症スペクトルの障害を持つであろうことを推測した。こうした「診断的診立て」と「変化を促すための見立て」は異なる。変化を促すための見立てはIP自身や家族システム，社会システムの中での資源を探索していくことである。両親のこれまでのやり方を受け止め，賞賛した。この両親面接の後，ソリューション・ティーチャーが派遣された。

　ソリューション・ティーチャーは週に1回家庭を訪問した。最初から勉強を導入していく。最初に関わり方の枠組みを提示したのである。これはコンサルタントがソリューション・ティーチャーに指示したことである。ソリューション・ティーチャーはそれを自ら工夫しながら実施に移した。その後も，月に1回のペースでソリューション・ティーチャーとコンサルタントのケース検討会が行われ，協力的にケースへの対応が行われた。現在，IPは第三者であるソリューション・ティーチャーに笑顔を示し，簡単な会話を行っている。

　プライバシーの関係上，示せる内容はここまでであるが，MCRはこれまで例にない家族療法，短期療法，物語療法を用いた療育活動，地域支援活動である。今後の展開が期待されるものである。

*6*章 児童虐待

三澤文紀・生田倫子

　児童虐待は近年，社会的に大きく取り上げられている問題の一つである。平成12年度に全国の児童相談所で受けた虐待相談件数は1万8804件に達し，前年度の相談件数を7000件以上上回り，平成5年度の相談件数の10倍以上である（厚生労働省，2001）。

　ひとえに児童虐待と言っても，虐待形態によっていくつかの種類に分けられる。2000年に制定された「児童虐待の防止等に関する法律」の定義では，以下の4つに分類される（厚生省児童家庭局，1999；西澤，1994；仙台市，2001）。

①身体的虐待：児童の身体に外傷が生じ，又は生じるおそれのある暴行を加えること
②性的虐待：児童にわいせつな行為をすること又は児童をしてわいせつな行為をさせること
③保護の怠慢・拒否（ネグレクト）：児童の心身の正常な発達を妨げるような著しい減食又は長時間の放置その他の保護者としての監護を著しく怠ること
④心理的虐待：児童に著しい心理的外傷を与える言動を行うこと

1．虐待の影響

　被虐待児はさまざまな影響を被る（井垣，1998；西澤，1994；Rogers, W. S., et al, 1989）。身体的な影響として，身体的虐待による傷害のほか，発育不全が，また性的虐待では性病の感染や妊娠が挙げられる。知的発達にも影響が

及ぶ。これは虐待によって周囲に関心を持って探索する機会が奪われたり，周囲の大人とのやりとりを通じた言語発達や認知発達が進まないためと考えられる。

　さらに，心理的にも被害が及ぶ。虐待体験を反復的・侵入的に体験し，睡眠障害や過度の警戒などの症状を伴う心的外傷後ストレス障害（PTSD）や，意識や記憶の統合が妨げられるなどの症状がある解離性障害などの，精神医学的障害を引き起こす可能性が指摘されている。また，被虐待児は，自己評価の低さや罪悪感を抱え，うつや不安状態になることがある。対人行動では，無差別に愛着を示したり急に離れていったりするほか，攻撃的で挑戦的態度を表す，極度の警戒を示すことがある。偽成熟性と言われる，年齢不相応な大人びた行動を示すこともある。このような対人行動の結果，社会適応上の問題が生じ，引きこもりやいじめ，暴行といった社会性の問題が二次的に発生することもある。また，性的虐待の場合，性的関心が極度に高かったり，逆に異性との関わりが困難になったり，あるいは不適切な性的行動を示すことがあると言われている。

　虐待は家族にも影響がある。虐待者自身が虐待を望まないにもかかわらず虐待してしまうことで，自己イメージの悪化や罪悪感，あるいは援助してくれない配偶者への不満が起こり，そのことが家族関係や夫婦関係の悪化につながることがある。また，虐待をしていない親が，虐待を止めたいのに止められないことで罪悪感を持ったり，逆に「あの子が悪いから」と虐待を容認したりすることで，家族関係が乱れることがある。性的虐待の場合，虐待をしていない親は虐待の事実を受け入れられずに否定したり，自分を責めたり，子どもを責めたりすることがある。このことが家族関係を悪化させたり，虐待を内密にしてしまうことにつながり，虐待をより深刻なものにする恐れがある。

2．虐待発見の手がかり

　虐待は早期発見が重要である。そこで，以下に虐待発見の手がかりと一般的に言われているもののいくつかを挙げる。（詳細は厚生省児童家庭局，1999；奥山・浅井，1997；仙台市，2001などを参照）。

(1) 子どもの状態
- 不自然なケガや火傷がたびたび見られる。
- 身体や衣服が不潔である。
- 常に空腹，あるいは隠して食べる。
- 表情が乏しい。注意すると固まる。
- 警戒心が強い。落ち着きがない。
- 傷や家族の話題を避ける。
- 万引きや家出などの非行が見られる。
- 理由のわからない欠席・遅刻が目立つ。
- 性的なことに強い関心，あるいは強い不安を示す。
- 年齢不相応の性的遊びが多い。　など

(2) 親の状態
- 子どもの扱いが乱暴，あるいは冷淡。
- 子どもの病気やケガ，あるいは発達上の問題を医師に見せたがらない。
- 乳幼児を放置して出かける。
- 育児知識が不足。
- 猜疑心が強く，敵対的。
- 家庭内や子どものことを話したがらない，あるいは説明が不自然，もしくは説明がよく変わったりする。
- アルコールや薬物乱用。　など

(3) 家族や環境の状態
- 社会的な接触が少なく，孤立している。
- 物理的・経済的に困窮。
- 母親に暴力を受けた跡がある。
- 夫婦不仲。　など

　以上のような兆候があり虐待が疑われる場合，保健事務所や児童相談所へ通告することは法的に義務づけられている（児童虐待の防止等に関する法律，第5条，第6条）。虐待の確証がなくとも疑われる場合は，通告したり諸機関と

連絡を取ることが，虐待防止には大変重要である。

3．虐待の心理的援助の方法

　虐待への援助にはソーシャルワーク的援助（厚生省児童家庭局，1999；仙台市，2001）や虐待防止教育（女性ライフサイクル研究所，1997）などがあるが，ここでは心理的援助の方法について概観を述べる（詳細は，森田，1995；西澤，1994；斎藤，1994；1998などを参照）。

(1) プレイ・セラピー

　言葉での表現が年齢的に，あるいは心理状態的にむずかしい被虐待者が多いことから，プレイ・セラピーが一般的な方法としてよく用いられる（西澤，1994；奥山・浅井，1997）。プレイによって，トラウマ反応の低減，自己評価・自我機能や対人関係の改善などが目指される。プレイ・セラピーの方法は一般的なプレイ・セラピー（弘中，1998）と原則は同じであるが，トラウマとなった出来事を直接扱う，あるいは被虐待者特有の傾向に対応するために，状態に応じて玩具や場面設定を限定する必要がある。

(2) カウンセリング

　虐待を受けて育った成人やある程度の年齢に達した子ども，虐待をする親のように言語が使える人に対しては，カウンセリングが行われる。クライアントの状態やカウンセラーの方向性によって，葛藤解決を目指す心理力動的カウンセリングや，クライアントの立場に立ちながら共感的にクライアントの持つ力を引き出すエンパワーメント・カウンセリングなど，多様なやり方が試される。それぞれのやり方やケースの状況に応じて，中心テーマもさまざまある。例えば，トラウマを扱う場合，トラウマとなった出来事の「再体験」「解放」「再統合」を言語的に進める。また虐待をする親の場合，親自身の心の傷の滋養とともに，健康的な親子関係について学んでいくカウンセリングが行われる（詳しくは Draucker, C. B., 1992；森田，1995；西澤，1994；斎藤，1994；1998）。

(3) 短期／家族療法的アプローチではどのように援助するか？

　虐待に関する短期／家族療法について，さまざまな論文や方法が提案されているが，ここでは紙面の都合上，戦略派のマダネスの方法（Madanes, C., 1981）とホワイトら（White, M., 1992; White, C. & Denborough, D., 1998）の方法を簡単に紹介するにとどめる。

　マダネスは，虐待が起こっているあるタイプの家族では，愛したい・保護したい欲望による暴力や怠慢が起こっていると述べている。そのようなタイプの家族に対しては，親を幸せにする方法を子どもが考えるような課題や，問題視される子以外が「悪い子」になるよう指示する介入が出される。また，別のタイプの家族では秘密を中心にコミュニケーションが展開しており，それによって性的虐待が起こりやすくなっていると述べている。そのような場合，親戚や地域の中に保護者を見つけることや，家族が良い関係を模索していることを強調することで肯定的な枠組みを作るといった介入がされる。マダネスは性的虐待の治療の方法として，償いの16のステップ（身体的虐待にも応用可能）を定式化している。この中で，家族全員を集めて誰が何をしたか尋ねたり，加害者や被害者を守れなかった他の家族メンバーが被害者の前でひざまずいて謝るといったステップを踏んで，性的虐待の加害者と被害者の治療がなされる。

　ホワイトらは，ナラティヴ・モデル（1章p.21参照）を虐待者や被虐待者に応用している。妻子に虐待をした男性に対しては，被虐待者の経験やトラウマの影響について話し合うと同時に，一般的な男性が他の人（特に女性や子ども）を支配することを可能にする条件，構造，方法や支配を正当化する態度などを明らかにしつつ，それらが虐待をした男性にどう影響しているかを探っていった。その結果，彼は自分と虐待を可能にする条件や方法とを切り離して考え始め，同時に自分が虐待的な態度に支配されなかった経験を思い出し始めた。このようにしてホワイトは，社会的に優勢な男性についてのストーリーと虐待者を関連づけ，虐待者がどのようにそのストーリーに影響を受けたかを考察しながら，新たなストーリーとその上演ができるように促していく。また，被虐待児や虐待されて育った大人に対して「ユニークな結果」，特にポジティブで役立つ大人と接する機会や自己非難に陥らずに済んだ経験といったものをもとに，自己受容ないし虐待の影響への抗議のエピソードを位置づけ，そこからオルタナティブ・ストーリーを作り上げていく面接が行われる。

4. 「子どもの口をふさいでしまう」と訴える母親

　ここでは，筆者（三澤）がTH（セラピスト）として参加した面接の事例を紹介する。筆者は短期療法（de Shazer, S., 1994；長谷川，1987；Watzlawick, P. et al., 1974）やポストモダン・モデル（Anderson, H., 1997; White, M., 1992）に影響を受けている。

　本事例では，「（子どもを）生まなければよかった」「（子どもが）死んでもいい」と言い，「子どもの口をふさいでしまう」と訴える母親（30代前半）を中心に面接が進められた。父親（30代前半）は出版社に勤務し，他県へ単身赴任している。母親はパートで昼間，IP（Identified Patient，患者と見なされた人）が幼稚園から帰ってくるまで働いている。現在，同居は母親，IP（6歳男児，幼稚園に通園），姉（10歳，小学5年生）の3人である。父親は月に2度，週末に帰宅する。この家族は，3年前にA県から現住所へ転居してきた。

　THや担当ケースワーカー（以下WR）とは別のワーカーがインテーク面接を行い，その中で以下のことが母親から話された。IPが2歳のときから暴言暴力を母親や姉に対して行い，それに我慢できずに母親がIPに暴力で応じ，「子どもの口をふさいでしまう」といった状況を話した。幼稚園でも戦いごっこで限度を超えた暴力が見られるとも話した。かつて，A県の児童相談所に相談し，そのときは「母親の愛情不足」と言われ，「向き合い方を変えるように」と指導を受けたがそれができずに悩み，結局数回の面接でやめている。今回の相談で，母親はIPが「ADHDではないか？」と疑い，IPの状態像の判断とIPへの向き合い方について相談を希望することを話した。

第1回（X年9月14日）：THがIPとプレイしながらの観察

　第1回面接にて，母親が心配する「ADHD」に当てはまるかどうかのおおよそ見立てを行う目的でTHとIPがプレイを行った（その間，WRが子どもの状態について，再度母親から話を聞いた）。

　プレイをしたTHの印象では，知的・発達的に問題があるように見えず，医学的診断を必要とするとも思えなかった。そこで次回は，THが母親と面接することにした。

第2回面接（X年10月3日）：THと母親の面接①

　予定どおり，母親とTHが面接をした。母親が一番問題と思っていることを尋ねると，IPとのケンカが凄まじいこと，という答えが返ってきた。IPとのケンカの種は「IPと姉とのいさかい」「アイス買う買わない」などさまざまで，ケンカのパターンは次のようであると述べた。

　①母親はIPが何か悪さをしたとき，口で（ときに手を出して）怒る。
　②IPは「俺にも叩かせろ」と叩きに来るので，母親はどこかに行く。
　③すると，IPは「ここにいろ」と言って怒り，叩く。
　④IPは，そのうち「おこんないで」と母親に結構しつこく訴える。あるいは，母親が呆れてただ座っていると「まだ怒ってるー」と母親を責める。
　⑤母親は呆れきって「鋭い怒り（母親の言葉）」に入る。「じゃあ何で怒らせることするの！」とIPを叱る（こうして①に戻る）。

　このパターンが2，3時間も続くとのことであった。
　THはケンカの「差異」，つまりケンカの状態がひどかったりそれほどでもなかったり，場合によってはケンカが起きなかったときがあるかどうかを尋ねた。ひどいケンカになるときは，IPが眠たがっているとき，IPの要求が通らないときであり，このとき母親が「鋭く怒る」と暴れやすいことが述べられた。母親は，自分の対応が悪いのかもしれないが，疲れていて抑制できないことが語られた。THはケンカの程度の変化も尋ねた。母親は「最近は落ち着いてきている。前は，週3回暴れていた。今は週1回」であると述べた。このような話の流れの中で，ケンカが2時間続くときと30分で終わるときがあると，母親が述べた。THは「2時間続くときと30分で終わるときは何が違うんですか？」と尋ねた。
　母親にとって，これは考えたことのない質問だったようである。今まではすぐに答えていた母親は，1，2分考え込んでいた。2時間のとき，母親がキツイ言い方で投げやりに返事をするが，30分のときは冷静に違う方向にIPの関心を向けているとか，友人とよく遊んで発散できているときが良いといったことが一応考えられたが，結局2つのときでどう違うのかがはっきりはわからなかった。そして，母親自身疲れていてうまくやれているときを気づかないことがわかった。
　母親はまたIPの様子を「寂しがり屋。一人遊びができない。かまってもら

いたい。父の帰宅時は父にべったり。父が帰るときは泣く」と述べた。
　TH：彼は初対面の人には固い，ガードが堅く緊張気味であるが，でも寂しがり屋だから本当は人と遊びたい。しかし最初遊べないから，慣れると急に仲良く遊ぶようになる。熱湯と氷が両立した感じかもしれませんね。
　母親：そうなんです！　そのとおりなんです。
　TH：となると，慣れた人に「寂しがり屋」が集中するけれど，家ではお母さんか姉しかいない。だから，彼のケンカも「寂しがり屋」が「ケンカ」という形で現れただけかもしれませんね。お母さんと彼の間に「ケンカ」でなく別のコミュニケーション手段，例えばTV，ゲーム，お話などがあれば，そんなにこじれることなく「寂しがり屋」は満足するかもしれませんね。
　母親：なるほど，そうかもしれません。
　この面接の終わりにTHは提案をした。一つは，ケンカが2時間と30分のときで「何がどう違うのか」わかる範囲で観察してもらうこと。もう一つは，寂しがり屋な子なのでそれに応じた接し方が必要であり，「ケンカ」ではない別のコミュニケーションを母親が試行錯誤してみること。この2つである。
　【THの感想】この面接でTHは，母親が何を問題と考えているかから始めた。問題が「ケンカである」とのことだったので，「ケンカ」がどういうものなのか理解しようとし，その具体的様子や時間経過に伴う差異，ひどいとき・ひどくないときの差異を尋ねようとしていた。その中で，「2時間続くときと30分で終わるときは何が違うんですか？」という質問は，母親にとって意外な質問であったと思われる。観察課題は，この流れの中から自然と出てきたものである。
　後半，ケンカのパターンが見えていたので，THはMRIアプローチ（1章p.5参照）のように，悪循環の阻止を試みた。母親が持っていたと思われる「IPは変わっている，もしかすると病気かもしれない」というフレームに身を置きながら，「変わっているIPに応じた特別な対応が必要」というリフレームをし，それに基づく課題（別のコミュニケーションの試行錯誤）を提案した。
　結果から述べると，次の回，母親は観察課題ももう一つの課題も忘れていた。しかし，変化は起こっていた。

第3回面接（X年10月18日）：THと母の面接②

THが最近の様子を尋ねると，母親はIPの行動に対する不満を並べ立てた。しかし，THの次の質問で起こっていた変化が判明する。

TH：何回2時間のケンカをしましたか？

母親：1回もないです。でも細かいケンカはいっぱいありました。

細かいケンカがある以上，ケンカの種は今でもたくさんある様子である。それなのに，2時間のケンカが1回もないのは何がどう変化したからなのか，母親やIPがどう違った行動をするようになったのか，THの疑問を尋ねたが，母親は曖昧な答えしかできなかった。それでも，次のような答えが返ってきた。

母親：ケンカが長続きしないときは，彼の注意を別に向けさせていると思う。

TH：お母さんはケンカをしていても少し余裕が出てきて，彼の様子を観察できるようになったんですね。前回は，なぜ喧嘩が続くときと続かないときがあるのかわからないとおっしゃっていましたが。

母親：そういわれればそうですね。夏休みのときは暴れすぎていて自分に余裕がなかったですね。今は私が彼を叩かなくなっている。

ケンカの種はなくなりそうもないので，ケンカが長続きしないようにするために何をしたらよいかを母親と一緒に考えていった。THは，母親がこれからしていったらよい行動がどんなものか，具体的に聞いていくことを心がけた。

- 一度IPがエキサイトしたら，クールダウンの時間が必要。エキサイト中にあれこれ言うとダメ。冷静になれば彼は素直によく考えられる。
- 母親自身，余裕があるとうまく対処できる。母親はIPと離れる時間があったほうが気楽。

最後に，THは，母親は仕事が大変で，しかも夫が遠くにいる中で頑張られていること，その中でもよく観察されていることは素晴らしいと思うことを述べた。その観察を続け，どのようにうまくいっているのかを教えてほしいことも伝えた。また，母親自身の余裕は重要だから，忙しい中でも子どもと離れて自分の時間を持てるようにするのがよいのではないかと提案した。

【THの感想】解決志向アプローチ（1章p.20参照）では「どんな良いことが起こりましたか？」という質問から始めるが，今回はそうせず，単に様子を聞くことから始めた。母親の雰囲気からそれが自然だと思えたからである。そして，「2時間のケンカを何回したか？」というTHの質問に「1回もない」

という答えが返ってきてから，話の流れが変わった。THの質問は，「2時間のケンカが起こっている」ことを前提としていて，例外や解決を尋ねる質問とは正反対の，問題を尋ねる質問である。解決は問題に焦点を当てなくとも構築され得ると言われている。だからと言って，問題に焦点を当ててはいけないのではなく，問題を前提にした質問からでも，解決へのきっかけとなる答えが返ってくることがあり得ることを，この質問は示している。ここでTHは，無理に例外や解決を探らずに，CLが問題を話している流れに沿って聞いていった。

以前のようにケンカが続いていないとわかり，THはどのようにして続かなくなったか，続かないようにするために何ができるかを，具体的に尋ねていった。短期療法で従来の役立たない行動を止めるのでは不十分であり，代わりの具体的な行動がはっきりしないとCLは実践しにくいと考える（Fisch, R. & Schlanger, K., 1999）。したがって，ここでも具体的な行動を話し合っていった。

第4回面接（X年11月8日）：THと母親の面接③

母親は今回，「最近は落ち着いてきました。叩いたり蹴ったりするときもありますけれど」と，はじめから良いことを話した。

TH：こじれる種はありそうだけど，どうしてうまくいっているんですか？

母親：彼が，ケンカになる前にかわすようになってきましたね。自ら切り替えができるようになってきました。向こうから離れるから，私も追わない。だから，私もそんなにイライラしないんです。

TH：前回の話では，「私が怒って返すから彼も怒って返事をする」とおっしゃっていました。だから，卵と鶏と言うわけではないでしょうが，お母さんが落ち着いているから彼もイライラしないのでは？

母親：そうですね。私も，彼が遊びに行っている間はのんびりできます。

この後，母親の父親が厳しかったことに話題が移っていった。母親は自分の父親の厳しさに反発していたが，自分も子どもに説明もせず「ダメ！」と言ってしまうことを反省していた。THは，「お父さんと違って，お母さんは自分が制限しすぎていることに気づいていますね。気づいていれば変わることができます」と，母親と彼女の父親の違いを伝えた。母親は「そうなんです！　父は何も気づかなかった！」と強い同意を示した。また，THは母親の母親はどうだったかを尋ねた。母親は，「（自分の母親は）割と自由に大目に見てくれて

ました。私を信頼してくれていたんでしょう」と述べた。THは，「だから，お母さんとお母さんのお父さんとは違うんですね」とコメントした。

　THが今後も続いてほしいことを尋ねると，母親自身の心の余裕を保つことが大切で，具体的には，母親が子どもと離れて自分の時間を持てるようにすること，そのため，家の外にIPが遊びに行くのは良いことであると，母親は答えた。また，THがこの変化のきっかけは何かを尋ねたところ，ここの面接に来て話せたこと，他の子の母親たちと話して，似たような問題が他の家でもあることがわかったことなどを母親は挙げた。

　今後の面接についての話を始めたとき，母親は冬休みが不安であることを訴えた。カレンダーを見て具体的に検討したところ，最初の1週間が母親とIPの2人だけになりやすいことから，焦点はその1週間に絞られた。IPを友人の家，祖父母宅などに遊びに行かせることが考えられた。次回の面接も，その1週間のどこかにすることが決められた。また，次回もうまくいっていたなら終了することも話し合われた。THは母親が自分で考え自分で変えたこと，そのために短期間で変化が起きたこと，良い状態のためには母親自身の心の余裕は重要であることを伝え，この回を終わりにした。

　【THの感想】母親はIPの変化を挙げ，それに対する自分の反応を述べており，IPだけの変化でなく相互作用，それもうまくいく相互作用，を報告した。IPの問題を単に強調するのとは違った見方になっていた。この回で，母親はIPの悪いところも言うが，それよりも良くなってきたことをかなり述べた，という印象がある。今から考えると，THとしてはうまくいく相互作用をもう少し詳細に尋ね，良い循環の意識化・安定化を図っても良かったと思われる。

　母親の父親の厳しさについての話題のとき，母親は自分の父親との共通点を強調して話していた。しかし，母親の語る父親と母親自身は似ているところもあるが，THにはまったく同じとは思えなかった。THが心がけたことは，母親とその父親との差異に焦点を当てることだった。それによって，母親の持つストーリーに差異をもたらし，変化の可能性を拡げることを狙った。他のTHであれば，ここで母親とその父親との関係について焦点を当てたかもしれない。THとしては，母親の主訴が自分の子どもへの対処法についてであったこと，いくつもの話題を話すことで起きた変化が曖昧なままになってしまう恐れがあったことから，あえて両者の関係について深く焦点を当てることはしなかった。

この面接の終わりでは，母親が変化を多く報告したことから，終了に向けた話になっていった。結局，母親と会うのはこの回が最後になった。

第5回（X＋1年1月26日）：THと母親の電話によるやりとり①
　予定していた冬休み中は母親の仕事の都合で，キャンセルになった。その後も2回キャンセルがあった。1回目は母親の体調不良，2回目はIPが発熱したためであった。そこで，1月下旬にTHが電話することになっていた。
　電話で最近の様子を尋ねると，「すごく落ち着いています。蹴られることはなく，口で言い返すことがあったとしても，壁などを蹴ったり暴れたりすることはないです」と母親は答えた。IPの父親の休暇が意外と長かったことなどがあり，心配していた冬休みは結局何事もなかったとのことであった。IPの父親（夫）が仕事に戻った後，母親が無気力になったことはあったものの，特に問題は起こらず，IPは変わらずよく友人の所へ遊びに行くとのことであった。
　THが急いで何かしなければならない問題があるかどうかを尋ねたところ，とりあえずのところ問題はないとの答えであった。そのため，面接を組まずに年度末に電話で様子を聞くこと，何かあればいつでもこちらに電話してもらってかまわないことを提案した。母親もそれに賛成した。

第6回（X＋1年3月15日）：THと母親の電話によるやりとり②
　最近もいろいろあるがまあ落ち着いていること，IPは相変わらず遊びに行っていること，今でもIPがエキサイトするときがあるが，以前よりすぐ収まりしつこくないこと，だから母親が毎日怒ることはないことなどを，母親は話した。THが落ち着いたきっかけを改めて尋ねたところ，母親は今まで面接でも述べてきたことに加え，保育園の担任に恵まれたこととのことを挙げた。また，母親は「ケンカ慣れしてきたこともある」とも述べた。THは今までの面接で話し合われたことをまとめ，以下のようなコメントをした。
・IPの様子を観察できるようになったこと。
・一度IPがエキサイトしたら，クールダウンの時間が必要であること。エキサイト中にああだこうだ言うとダメで，かえってこじれる。冷静になればIPは素直によく考えられる。

- 他の子の母親たちと話すのも役立ったということ。似たような問題が他の家でもあることがわかったから。
- 母親自身，余裕があるとうまく対処できること。母親もIPと離れて，友人と遊べるほうが気が楽なこと。

母親に面接を組む必要があるかを尋ねたところ，必要性はないとの答えであった。THは，IPが小学校に上がり環境も変わるので，5月ころに電話して様子をうかがうことを提案すると，母親は「助かります」との答えであった。

フォローアップ（X＋1年5月31日）

最近も落ち着いていること，小学校に上がったら友達が増えて毎日遊びに行っていることなどが母親から述べられた。担任の先生から「良いこと言うが，言い方がきつい」と言われた程度で，今のところ困っていることは特にないとのことであった。THは何かの折にまた電話するかもしれないこと，母親の困ったときにはいつでも電話してもらってかまわないことを伝え，電話を終わらせた。

5．施設で問題行動を示した被虐待児のケース

被虐待児が保護されたとき，家庭復帰が難しい場合がよくある。ここでは筆者（生田）が対応した児童養護施設に措置され，その中で問題行動を示した被虐待児のケースを紹介する。

(1) 生活歴，性格傾向と問題行動を起こすまでの経緯

IPは，たかし君（仮名）12歳，小学校6年生。母親が精神分裂病を患っており，幼少時に離婚。ネグレクトによる育児不能により乳児院に預けられる。4歳のとき，児童養護施設に預けられる。現在父親は行方不明。きょうだいは兄が1人おり，母親の実家に預けられる。知能，身体能力とも遅れは見られない。身体症状としては，小学6年生現在，夜尿がある。

幼少時より，たかし君はなつきにくく，何年も継続して一緒にいるような人でないと愛着を示さない傾向にあった。しかし，いったんなつくとその人物にべったりになる。しかし運悪く，児童養護施設に入所してからは，施設の改編

や職員の辞職なども重なり，担当の保母が一年ごとに代わるという状況だった。そのため，たかし君の愛着の対象は，本施設に移る前の乳児院で継続的に担当であった保母一人となった。

たかし君は，現在の施設の職員にはあまりなつかないにもかかわらず，この保母にはべったり甘えていた。その保母も月に2回ほど今の施設に顔を出し，家につれて帰って泊まらせる，遊園地に連れて行くなど，まるで母親代わりのように接していた。たかし君も彼女を「お母さんが来るんだ」などと，母親のように認識しており，その保母が来ることを指折り数えて待つというような日々であった。周りからは，本当の親子のように思われるくらい，その保母さんもたかし君をかわいがっていた。

そのような関係が6年ほど続いたが，たかし君にとっては残酷な転機が待っていた。その保母は家の事情で他県の実家に帰らなければならなくなり，それは施設に足を運ぶのにはあまりにも遠い距離であった。1か月前（小学校5年生の2月）に，彼女はそのことをたかし君に告げた。すると，たかし君はこういった。「僕もそこに行くんだね？」。

(2) 問題行動の勃発とカウンセラーに紹介されるまでの経緯

母親のように思っていた保母が，自分をつれて行ってくれないと知ったときから，異変は起こった。表情は氷のように冷たくなり，子どもらしい生気は失せ，一人ぼっちで自分の殻に閉じこもることが多くなった。心配した周囲の人間が言葉をかけても，無視で返すようになった。

それまで学校には毎日登校しており，授業も普通に受けていたが，6年生の4月に入ってからは登校するもののクラスに入らず，学校を一人でうろつくようになった。あるときは校庭，あるときは階段の踊り場などに一人でうずくまっているという状況が続いた。

また，それまでは学校生活に適応し何も問題のない生徒であったのが，火遊び，落書き，下級生いじめなど問題児となった。特に，低学年の児童への突発的な暴力が何度も繰り返された。学年主任や校長，教頭などが自分の部屋に連れて行き，会話を試みるものの，氷のような表情で無視し返事もせず，壁を見つめているという状況であった。唯一担任である女性教諭には，話しかけられたときにはそっけないながらも短い返事（「うん」「別に」「しらない」「さあ」

など）を返すという反応を示した。

　その対応は，施設の職員にも同様であった。唯一以前から彼の担当であった指導員には，話しかけられたら答えるという反応が見られた。しかし，4月から新しく担当になった保母にもなつく様子を見せず，彼の周りには見えない壁があるかのごとくであった。

　当然，学校側も施設側も困惑し，たかし君の生育歴，親の病気のことなどがとかくネガティブな話題に上っていた。あの氷のような表情は精神分裂病の顔つきに似ているのではないか，彼の母親の病歴から見てやはり分裂病なのではないか，病院に紹介したほうがいいのではないか，ということで施設内のカウンセラーのところへ相談がきた（たかし君が小学6年の6月）。直接，筆者のところへ来室したのは施設の指導員と保母である。

(3) カウンセラーの見立て

　カウンセラーの判断は以下のとおりであった。まず，たかし君の年齢やコミュニケーションパターンを細かく聞き取りしても，分裂病やその他の病理とは考えにくいように見えた。やはり，母親のように思っていた保母との別れによるショックという，状況要因によるものが大きいのではないかと判断した。

　たかし君のことを心配し，なんとかしようと試みる人々は非常に多かったものの，取っていた解決に向けた行動にはある共通した方向性が見られた。その方向性とは，たかし君が失った愛着対象を補う他の愛着対象を与えることに結びついており，それがことごとく失敗しているという状況であるという見立てを行った。

　この相談は施設の指導員から受けたものであるが，施設側としてはたかし君が病気ではない以上，カウンセラーが彼の心を開き新しい愛着対象になってくれれば，というような要望を持っていた。しかしカウンセラーは，2つの理由からその提案を受け入れなかった。まず第1に，新しい愛着対象を作るという試みが全滅に終わっているということから，その方向性自体が今の彼にとっては負担なのではないかということ，第2に，たかし君にかかわる人の数が多すぎる（施設側の指導員，保育士，児童相談所の心理判定員，学校の担任，学年主任，校長，教頭，スクールカウンセラー）ため，これに施設のカウンセラーまで加わることで，たかし君に混乱を与える可能性が高いということである。

(4) 問題行動への対応とコンサルテーション

　最初の対応として，たかし君が比較的良好なコミュニケーションを取っている人物を絞り込むことから始めた。施設職員との打ち合わせの結果，彼がコミュニケーションを嫌がらなかった担任教員と児童養護施設の担当指導員，担当保母との交流を中心に深めていくことになった。実の母親との交流は，母親の精神的不安定が増しているという報告があったため，保留された。

　方針として，現在彼は問題児となっており，ネガティブな情報ばかりが回っているというパターンが見られたため，do different 介入（若島・長谷川，2000）としてポジティブな情報を回すという提案を行った。たかし君のいいところ，また，これからほめることができそうな方向性を探すという提案には施設の職員も大いに悩んだ。しかし，職員との話し合いの結果，たかし君は対人関係も苦手だし運動も苦手だけれども，勉強ならやれば伸びるのではないかという情報があった。また担任がたかし君に，どうして学校をうろつくのか聞いたときに，居場所がないからと答えたということ，クラスには絶対いたくないと述べたことから，居場所があれば部屋にいられるのかどうか試してみようということになった。

　担任が非常に意欲的な人物であり，個別指導室を設け一人で勉強させるという方針をとった。担任ができる限り空いた時間などに様子を見に行った。勉学よりも誉めることを見つけるということを重要視したため，学習分野に関してはたかし君の得意分野の簡単なものを課題とした。そしてたかし君が正解したら大げさに誉めるということを繰り返し行った。

　また，他の児童に対する劣等感を低減するため，次のような作戦を練った。英語のアルファベットは6年の2学期から授業に組み込まれるのであるが，IPには特別に1学期からこのアルファベットを教えた。そして，こう言い続けた。「おー，たかし，もう覚えたのかー？　これは中学生でもわからないやつはたくさんいるんだぞ。おまえ，中学生並に頭いいなー！！」。また，施設職員も「おまえアルファベット覚えたんだって？　すごいぞ！！」などと繰り返し述べ，彼に関してポジティブな情報が保育士などにも流れるように配慮した。

(5) たかし君の変化

 2週間たっても,たかし君は自習室で勉強するということを苦にするでもないような様子であった。担任の指導も素直に受け入れた。また,以前のような「凍りついたような無表情」は少なくなり,代わりに生き生きとした表情が現れた。施設の職員が「先生に聞いたけど,おまえ英語すごいんだってな,俺にもおしえてくれよ」と話しかけると,「お・し・え・な・い」と,ふざけた口調で答え,にやーっとうれしそうな様子を見せた。きらいだった家庭科の洋裁の課題も,担任が布などを持っていくと一生懸命に取り組み完成させた。問題行動を起こし,てこずらせていた子どもとは思えないような変化であった。

 このように,精神的に安定している様子が徐々にうかがえている。しかし担任は,たかし君の状態が良くなっているものの,教室に入るということにまだ拒否的であることに少々あせりを感じた。そしてたかし君に,「もうそろそろ教室へ入ったら?」と勧めたところ,その日また学校をうろつくということが起こってしまった。そのため,go slow アプローチ,つまり押し過ぎないように調整する必要があった。

 その後,たかし君の自習は無事続いており,問題行動もなく,情緒も徐々に安定してきている傾向にあると報告された。担任以外の教員にほめてもらうときにも,表情が和らぐように変化してきた。彼の"見えない壁"が,少しずつ溶解していることを感じさせた。

(6) たかし君の情緒が安定した理由とその考察

 1) カウンセラーが行った方針の解説

 本ケースの最大のポイントは,「問題の原因」を解決しようとしなかったことである。たかし君が問題行動を示し始めたきっかけは,愛着対象であった保母との別離である。そして,周囲の大人にとって,そのことと肉親との別離を経験してきた彼の生育歴とを結びつけて考えることは,ごく自然なことであった。そして,愛着対象の必要性を説く専門家の意見や一般的な言説が流布している現在,このたかし君に「失った愛着対象の代わりを探すべきである」と考えるのは当然なことである。しかし,その試みはことごとく失敗に終わっていた。

 そこで,カウンセラーは表裏のアプローチ(若島・長谷川,2000)を用いた。

具体的には，愛着対象探しをせず，比較的うまくコミュニケーションがとれている職員を探したり，たかし君が比較的できることを探したりすることから始めた。「問題の原因」に焦点は当てず，すでにうまくいっていることをもとにして，新しくてよりうまく作用するコミュニケーションを創造することに焦点が当てられ，それが変化を生むきっかけになった。

2) 「勉強する」ということの"意外な？"セラピー効果について

　勉強をすることは，ある状況下では非常に良い効果を持つ可能性がある。確かに，勉強を強制されすぎている子は，勉強に拒否反応を示すことが多いのかもしれない。しかし，勉強ができない子どもというのはできることなら良い成績をとって先生や親に誉められたいという，秘めた強い欲求を持っていることが多いのである。

　本ケースでは，勉強を促進させることで事態の改善がなされた。たかし君は勉強をすることで周囲から賞賛されて自尊心が増し，個別指導室が与えられることで居場所ができた。さらに，「勉強」という賞賛する話題ができたことで，周囲の大人はたかし君を誉めやすくなり，以前とは違ったコミュニケーションが生じたと考えられる。

3) システム論の観点が取り入れられたコンサルテーション

　本ケースのもう一つのポイントは，システム論的な視点が採用され，カウンセラーがたかし君をめぐる人々全体を考慮しているだけでなく，実際にいろいろな立場の人々と連携をとっていることである。個人療法を専門とする心理療法家の場合，問題を個人内の何か（無意識の葛藤やイラショナル・ビリーフ，あるいは自己の不一致など）と関連づけて考えるであろう。一方，短期／家族療法の場合，問題を人々の間（個人間）にあると考える（なお，このことは，「システムが問題を作る。システムが問題を必要としている」ということを意味しているわけではない。むしろ，最近の短期／家族療法においては，「問題がシステムを作る」と考える傾向がある。例えば，Anderson, H., 1997)。そして，焦点をコミュニケーションや相互作用に置くのである。したがって，問題に関わるシステムのメンバーと連携をはかり，解決に向けた試みを共同して行っていくことが，自然と行われやすい。もちろん，個人療法と短期／家族療

法のどちらが優れているということはない。重要なことは，それぞれの考え方の違いとそこから導き出される具体的方法の違いを理解し，必要に応じて使っていくことだと考えられる。

7章　不登校

三澤文紀・若島孔文

　「不登校」というトピックは，社会的コンセンサスがそれほど得られていないことが多い。児童虐待の場合，それが「問題」であること，被虐待児にはさまざまな影響が現れること，被虐待児は援助されるべきことなどが社会的に認められている。しかし，不登校というトピックには多くの，ときとして正反対の意見があり，「百花繚乱の〈登校拒否〉論（朝倉，1995）」が展開されている（稲村，1994；北澤・北澤，1997；奥地，1989；滝川，1998；冨田，1997）。
　本章では，これらの議論については紙面の都合これ以上触れず，「不登校」といわれる出来事に対し，筆者らが関わった事例を示すことに限定したい。

1．夫婦関係の改善を図った不登校の事例

　本事例は筆者（若島）がセラピスト（以下 TH）として，本書の執筆者らがチームとして参加した事例であり，典型的な短期療法の面接形態（1章参照）で行われた。
　IP（患者と見なされた人）は娘（中1女子）で，主訴は不登校である。
　家族構成は父親，母親，IP，父方祖父母の5人で，10年前より二世帯住宅に暮らしている。母親は専業主婦であり，自分の考えをはっきりとまくしたてるように述べる。本人いわく「合理的な現代版の嫁」であり，祖父母と考え方が合わず対立している。父親は会社員で，物事を冷めた目で見る傾向がある。父親は母親と祖父母との間で中立的であり，母親の味方をすることもない。自分の気持ちを聞いてくれないという不満から母親は父親に不信感を持っている。

母親にとって，教会に行くことが支えになっている。夫婦仲は悪い。

経過の概略は以下のとおりである。X年9月ごろから断続的不登校状態が続き，身体症状として頭痛を呈した。9月末から完全な不登校状態となり，それ以来身体症状は消失した。母親は，学校を訪問し，教師やスクールカウンセラーに数回相談した。相談を受けたスクールカウンセラーは，家族療法が適当と判断し，母親にわれわれの相談室を紹介した。われわれは父親と母親だけとの面接を設定した。

両親によればIPは，自分の意見をはっきり言う「大人顔負けの口達者」である。反面，年齢のわりに幼い行動を家族の中で示す。漫画家か声優志望で，家族の前で声優になりきって漫画を読んだり，ぬいぐるみに話しかけたりする。また母親と一緒に寝るのが習慣になっている。祖父母にはなついていない。内向的で，学校では友達づくりは苦手だが，教師や家族に対しては自分の意見をはっきり言える。不登校が始まってからは母親がIPとの結び付きを強め，父親は家庭から遠ざけられている様子である。

第1回面接（X年11月25日）

面接ではまず問題解決への動機付けを高めるために，面接回数を5回に限定することの了承を得た。最初の電話から今回の面接までの約10日間に起きた変化を尋ねたところ，母親から「夫が穏やかになった」こと，しかし父親に言わせればそれは「自分の殻に閉じこもっただけ」ということが語られた。ここから，IPの不登校だけでなく，夫婦間の不和が問題として浮き上がってきた。

父親は家庭状況の改善を願うが，母親に圧倒され無気力になっているように見えた。IPへの対処の仕方も，母親は「落ち着くまで待つこと」を考えているが，父親は「とにかく登校しろとしか言えない」と述べ，意見の一致はない。母親からは不登校を巡って祖父母に口出しされることの苦痛，父親がIPの前で学校批判することへの不満，手伝いや遊びを通してIPが前より「いい子」になったと思えること，自分の信仰のことなどが語られた。母親は「娘は父親にもっと直接関わってほしいのでは」と述べたが，父親は自分の働きかけが余計なことになるのではと思い身を引き，「高みの見物」的な姿勢であると述べた。また，父親は今回の問題を機に家族で話し合って家庭改善したいと語った。不登校以外に良くなってほしいことを尋ねたところ，母親は祖父母と関係改善

したいと答えた。

　ここで休憩を取り，隣室のチーム・スタッフと検討した。そこでは，母親は祖父母と父親の両方に勝つために娘を自分側に引き込んでいるのではないかということ，母親は父親に主導権を譲りつつ奪うというパターンができており，父親の意見は隠されがちだということが取り上げられた。家族成員間のバランスを取るために，父親とIP，父親と母親の結びつきを強くすることが主な方針となった。

　休憩後の面接は，二世帯住宅で父親が自分の親と妻，娘との間でよくやっているという賞賛から始めた。介入の手がかりを得るため，日頃の家族の関わり方について具体的な情報収集が行われた。その中で，父親とIPの時間を増やすため，母親とIPの時間を減らすことについて母親の快諾を得た。父親も帰宅後1時間程度なら時間が作れることを確認した。また夫婦関係については，父親からは「冷めている」という強い否定的な答えが出た。

　その後再び休憩を取った後，次のような介入課題を提示した。①今日の帰りに夫婦で夕食またはお茶を飲みに行く。②母親はボランティアを増やすなどしてなるべく外に出る。IPが寂しがる場合は父親が補う。③次の面接までに，お互いに一度相手をびっくりさせる。④ここで話した内容はIPには内緒にする。⑤なるべく父親とIPに話をさせる。口調，内容などはすべて父親に任せる。⑥IPに起こる小さな変化を見つける。さらにこれらの課題は父親にメモしてもらった。

第2回面接（X年12月16日）

　今回も夫婦で来談した。課題に関して「何か良かったこと（What's better?）」から聞き，課題をやっていない，または「変化がない」と言うときは，会話が問題志向にならないよう，すぐにその話題を切ることとした。

　まず夫婦で来談したことを賞賛した。What's better?については，父親自身から「自分が学校に行けと言わなくなった」，「IPが自発的に朝7時ころには起きてくるようになった」，「父親から挨拶を再開したところ，不登校以前と同じように応えてくるようになった」ということが挙げられた。母親からは「IPの怒りによる操作に乗らないようにしたら，今度は甘えで操作してくるようになった」，「小5のときから一緒に寝ているが，最近は別々に寝るようにし

ている」,「そのことについて最初は怒っていたが今は大人しくなった」,「布団を敷くなど，IPに身の周りのことは一人でさせている」ということが語られた。

「相手をびっくりさせる」という課題はそれぞれ試してきた。父親から母親へは，「辞表書いて会社やめるか」「緑の紙（離婚届）出すかな」と話しかけた。父親は，母親がそれに対して無反応だったと感じていたが，実際の母親は驚いたが騒がなかっただけのようである。母親から父親へは，夜，父親の寝室に入って行った。父親は驚いて逃げた。父親いわく「びっくりしたというより拒絶反応」。このときに，数年間夫婦生活がないことが判明し，父親は「そういう当たり前のことが自分たちの家庭にはない」と述べた。ここで最悪の家庭を0点，理想の家庭を100点とした場合，現在何点かを尋ねたところ，父親は自分の好き勝手できるという点では80点，一般的な幸せな家庭という意味では20点，母親は70点だと答えた。その他，TVの話は母親にはわからないので父親とIPでしていること，母親は自分では「家では静か」だと言うが，父親から見ると「怖くて逆らえない」ことを述べた。ただ，母親が信仰を支えとするようになったのは自分の責任でもあると思っている，と父親は語った。そのきっかけとして，母親の実父が病に倒れた際，看病に行くのを同居している祖父母に止められ，その際父親が母親をかばって助けなかったことが，母親にとってショックだったというエピソードが語られた。

ここで休憩を取った。スタッフから，前回より母親の発言が減り，逆に父親が積極的に見えることが変化として挙げられた。今まで押され気味であった父親に，家庭での主導権を取りやすくさせることで，従来のパターンを変える方針を考えた。そこで，母親の強い態度は「寂しさ」の表れと意味付け，父親の影響力を強調することにした。その上で父親の変化を促す方法を考えることにした。

望む変化を父親に尋ねたところ，その第1は「夫婦仲が良くなること」と答え，今回の問題も父親が変われば変化すると考えていることを述べた。「びっくり課題」を受けて，「朝起きたら互いに隣に寝ていたら？」との質問に，両者とも「虚しくなくなる」と述べた。母親は強く見えるが，本当は寂しいのではないか，本当は父親に甘えたいのではないか，というTHの質問に，父親，母親とも同意した。ここから，互いに夫婦関係改善を願っていることがわかっ

た。母親の甘えに対する父親の理想的な対応を父親に尋ねたところ，「できるだけ受け入れる」，「食事に誘う」，「皆で出かける」などが挙げられた。また，父親のぶっきらぼうな物言いを「父親は非常に照れ屋だから」と意味付け，肯定的に受け取られるようにした。その上で，あくまでもIPのために，演技でもいいから「良い夫婦」であるようIPにアピールすることの必要性を強調した。

　ここで再び休憩を取り，その後，介入課題を提示した。①父親は（嫌だけど）食事などを企画する。母親は（嫌でも，IPを学校に行かせるために）それに乗る。②夫婦の親密さの表現として，話をしながら父親が母親の肩をもむ。母親の話が気に入らないときは，父親が首を締めるふりをする（この課題を伝えたとき，母は大笑い。父親は微妙な顔をする）。IPの前でも，2人きりのときにもやってみる。

　介入課題についての動機付けを尋ねたところ，父親は「簡単ですよ」と答えた。THから，IPへの対応は必ず夫婦で意見を一致させ，その上で強くアプローチすることが効果的であるということ，夫婦の意見が一致しないことはせず，IPだけで決定させることは禁物であることをアドバイスした。また今回夫婦で来談したことを強く賞賛して，夫婦協力が重要であることを再度強調した。

第3回面接

　第3回面接をX＋1年1月に予定していたが，直前に「娘が登校し始め，家庭状況も良くなったので面接の必要はなくなった」という趣旨の電話が母からあった。電話でのフォローアップから，夫婦揃ってIPに登校するように話して行かせたところ，最初IPは多少パニック状態になったが順調に登校しているとのことであった。夫婦関係を詳しくは語らなかったが，IPの通う学校のカウンセラーの話によると，「母親の強さは，寂しさの表れに見える」というTHの見立てが，母親にとって非常に印象的だったらしい。父親，母親それぞれの態度を「照れ屋」，「寂しさ」と意味付けたことにより，夫婦関係に何らかの変化があったと予想される。当初5回という約束で始めており，今回を含めてあと3回残っているので，何かあれば面接を再開できることを告げ，終結とした。

2．家庭内暴力と不登校（行き渋り）の事例

　本事例は筆者（三澤）によって，子どもの家庭内暴力と不登校を訴える母親（40代前半）を中心に面接が進められた。現在，同居は母，IP（中学3年），弟（小学5年生），2人の妹（小学1年生と6歳）の4人である。IPの父親とは7年前の離婚以来，行き来はない。母親は昼間働き，家計を支えている。別のワーカーがインテーク面接を行い，その後，THと担当ワーカー（以下WR）に引き継がれた。

第1回（X年6月15日）：「豹変する」ことについての母親との面接

　第1回面接で，母親のみが来所し，THとWRの2人が応対した（その後，第2～7回までの面接も母親のみである）。THの印象では，母親は常に比較的フォーマルな服装をし，面接中は背筋を伸ばしてTHの目を直視して話していた。

　母親は「学校に行けない＝性格を治さないといけない」と言い，幼い，自己中心的，対人関係の下手さなどは性格の問題だと述べた。家庭内暴力も問題だと述べた。最高の状態を100点とするスケーリング・クエスチョンを行ったところ，現状は30～40点と答えた。良くなっているときの行動像は，「性格が変わったかがわからないから」わからないと答えたが，「家の中で豹変しない（暴力を振るわない）」ことが良くなったかどうかのポイントになると述べた。

　IPの家庭内暴力は，母親が疲れていて対抗できないときに起こり，自室のドアや風呂のガラス，カーテンや電話にIPが八つ当たりしながら，暴れて泣くとのことであった。この時点で家庭内暴力は月1回あるかないかであり，中2のころに比べて良くなっており，学校では暴れていないとのことであった。この変化がどのようにして起きたかを尋ねたところ，母親が接し方を変え，説教をしないで話し合いをするようになったとの答えであった。IPは「自分の部屋に来ていいよ」と言うようになり，一緒にTVを見たりするようになったと述べた。状態の良いときは，手伝いをしてくれるし明るいとも述べた。

　母親は「不登校」についても述べた。中1の3学期から少し，中2からはかなり，今は月4，5回，不登校の日があると述べた。おおむね月曜日以外は登校し，母親が朝送っていくとのことであった。IPは以前，「頭が痛い」と言い，

現在は「起きれない，起きても眠たい」と言うとのことであった。母親は，「起きれないというより，起きないと決めているようだ。前日（日曜日）はかなり夜遅く，ときどき朝4時ころまで起きている様子だから」と述べた。また，塾に週4日休まず行っており，塾の先生が熱心に関わってくれていることが述べられた。
〈THの感想〉
　この回では母親の主訴と解決像を具体的に理解することに努めた。だが，思うようには具体的にならず，THには今後どうするかの方向性が見えていなかった。母親の行動の変化や家庭内暴力の減少が見られたので，そこを強調した解決志向アプローチ（1章p.20参照）をとっていたように思われる。

第2～4回（X年6月～8月）：家の中での落ち着きが見られるが，登校しない日が増加していった時期
　第2回面接以降，母親は家庭内暴力を報告しなくなり，基本的に落ち着いていると述べた。「さまざまなトラブルはあるのに，IPとの関係が悪化しなかったし，IPの様子が悪化しなかった。それはどのようにしてそうできたのか？」とTHが尋ねた。母親は「自分が必要以上に彼を追い詰めないから」，「子どもがキレそうなときは前兆があり，そうなったときにそれ以上言うのを抑える」，「接し方が説教から話し合うことに変化した」，「前は私が感情まかせでダイレクトに表現していたが，今は物腰が柔らかくなった」などを述べた。母親は自分の対応の変化に伴って，IPが変化したと語った。THはこれらの変化を賞賛した。
　その一方で，学校を休む日は次第に増えていった。6月は週に2，3回休むようになっていた。前日に，IPが「起こして」と言うものの，朝は相変わらず起きられない。何時に寝ているかは不明だが，夜更かしはしているようで，母親は12時に寝てほしいと述べた。夏休み中の塾は行っていた。
〈THの感想〉
　この時期，母親の変化やIPの家庭内での落ち着きが報告されたことから，THは解決志向アプローチに基づき，それらの良い方向への変化を聞き出す面接を進めていった。そのため，不登校の日が増えていることへの母親の不安を，THは見逃していた。

第5～7回（X年9月～11月）：さらに登校しない日が増加していった時期

　夏休み明けから，TVゲームをやり続けて昼夜逆転が顕著になり，9月の後半からほとんど登校しなくなった。母親は学校の担任のアドバイスどおり登校について何も言わずにいたが，1か月近くほとんど学校に行かない状況が続いたため，ときどきIPと尋問に近い話し合いをした。そういう場でIPは登校を約束するが，翌日には起きられず行かないことが多かったようである。10月後半から，母親は毎朝7時半に起こすようになった。その後，少しは登校するようになったものの，母親はまだ不十分と捉えている様子であった。THは登校する日としない日の違いの観察課題や予想課題を出したが，ほとんど学校に行かなかったり，母親が課題を忘れたりしたため，大した情報は得られなかった。

　母親は不登校の理由について，いくつか推測していたが，最大の要因は本人自身の性格や気力にあり，精神的な病気かもしれない，と考えていた。このため，WRが精神科の医師を紹介し，母親は医師と面談を行った。医師は精神的な未熟があるにせよ，病気とは考えられないと診断した。

　この時期までに，家庭内暴力はほとんどなくなっていた。感情的にならずに接すること，IPが突っかかってきても変に言い返したりしないこと，IPに押しつけても駄目なこと，話を聞くようにしていることなどを，母親は述べた。

　第7回面接で，THはIPと話ができないかどうかを，母親に尋ねた。母親は多分大丈夫であると述べた。そこで，母親がTHの訪問をIPに伝え，否定的でなければTHが手紙を書いて家庭訪問することにした。後日，母親から「THの訪問に『かまわない』と言っていた」との電話を受け，次回から家庭訪問をして彼と会いやすい状況を作ることにした。

〈THの感想〉

　この時期，家庭内暴力についての話は終わり，主訴は不登校になっていると感じていた。THは母親との面接で膠着していると感じ，IPと話すことで新たな展開を試みた。

第8～14回（X年12月～X＋1年2月）：IPとの面接を試みた時期

　第8回面接はIPの家で行われた。しかし，彼は自室で寝ていて話には加わらず母親との面接になった。学校には行っていないこと，塾も休みがちになっ

ていること，TVゲームに熱中していること，そのため何度かゲーム機を取り上げるも，彼がしつこく「返して！」と言うので返してしまうことも述べられた。話の途中，母親はたびたびIPを呼びに行った。THは大声で「勝手に上がり込んでごめんね。無理して出てこなくてもいいから」と彼の部屋に話しかけた。結局，出てこないまま面接の時間が終わり，帰りがけに母親が呼びに行き，THは「無理しなくていいから」と大声で呼びかけたところ，彼が部屋から出てきた。痩せて背が高く眼鏡をかけていて，色白であった。THは自己紹介をし，出てきてくれたことに感謝し，また来ることを約束してその日は終わらせた。

　その後の第9～11回面接の間，IPとはほとんど会えなかった。彼が寝ていたり，学校へ行って，帰っていなかったりしたためである。そこで，母親との面接になった。母親の話では，学校へはほとんど行かないことが続いているとのことであった。母親はもっと積極的に彼に言ったほうがよいのでは，と悩んでいた。THは何か新しいことが必要になってきていると感じ，第11回面接で母親に「びっくり！クエスチョン（若島・長谷川，2000）」に近い形で，彼にとって驚きがあるような新しい母親の行動は何かを尋ねた。面接中にいくつかの案は考えられたが，結局特定の行動を決められず，母親が思いついた行動を何か試すことになった。

　第12回面接で，母親が試した行動は「声がけを細かくする」ことだった。ただし以前と若干違い，単に「あれは駄目，これは駄目」と言うのでなく，何かを注意した後は少し間をおいて必ず「みんなと一緒にTV見ない？」などとフォローアップをするようにしているとのことであった。ただ，学校のことについて，母親の対応に新しい行動はなかった。そこで，登校に関しての母親の対応について話していった。母親は「『学校に行ったほうがいいよ』とはハッキリ言ったほうがよいと思う。行くかどうかは聞くが，休みたそうなら『学校休んでもいいよ』とハッキリ言うほうがよい。その代わり，『洗い物しておいて』などと条件付けようと思う」と述べた。

　第13, 14回面接では，IPとも話ができた。IPとはたわいなく話した。彼が私立の高校に合格したこと，スポーツはあまり得意でないこと，漫画の影響で自動車に興味があること，高校には行きたくないわけではないことが話された。IPに母親の心配事がなんだと思うかを尋ねたところ，学校に行かないことだ

と答えた。「学校は嫌なときもあるけど……」と答え，強く学校を嫌っている様子は見られず，「起きれないから行けない」と答えた。

〈THの感想〉

　この時期，THは事態が変化しているように思えなかった。IPとの話す機会はあまりなく，母親との面接が多かった。THは母親がどのような新しい行動を取れるかについて，質問をしていった。解決志向アプローチよりは，基本的にMRIアプローチ（1章p.5参照）に基づき，今まで試みられてきたがうまくいかなかった母親の解決努力を止めるため，新しい行動がどんなものかを考えていった。しかし，MRIのやり方とは多少異なり，この時期積極的な介入はせず，新しい行動について母親と話し合うにとどまっていた。これは，IPとの話し合いが今後も続いて新しい展開が開ける可能性を期待していたため，母親に積極的な介入をすべきかどうかを迷ったためである。

第15, 16回（X+1年2月～3月前半）：母親に積極的介入を試みた時期

　第15回面接でも，IPは自室で寝ていて話には加わらなかった。公立高校への願書を取りに行く以外，学校へ行っていなかった。その上，母親の声がけが母親自身うまくいっていないと感じていた。母親が語る限り，変化は見られなかった。母親は彼の精神的病気をこのときも疑っていた。そこで，THは母親の試みてきた「常識的な立場から解決」を阻止し，新しい行動が発展するきっかけを作る方向で面接を進めた。まず，今までの母親の解決行動を挙げ，それらの効果とそれらを続けたほうがよいかを母親に尋ねた。母親はそれを否定し，今までとは違う対処法が必要だと述べた。その上で，次のような介入を行った。

　TH：ことばでは無理ですし，今までお母さんがやってきた常識的な働きかけではどうも彼には響かないようですね。彼に響くには非常識なやり方がよいのでは…。例えば，お母さんがファミコンをやり続ける，休みの日はお母さんがずっと寝ていてご飯を作らないなど，今まで彼がやっていたことを，全部やってみてください。でも，彼に怒られたりしたら「ごめんなさい」と一歩下がって謝りながら，ずっと続けてください。これはお母さんがやると決めたら中途半端でなくやり続けることが重要です。他にも疲れた様子で，彼の服を関係ないところまで繕いをする，料理の味付けを間違えるなどをしつつ，もし彼に文句を

言われたら「ごめんなさい」などと言いつつのらりくらりと続けてください。どうでしょう，できますか？

母親：ええ（表情は乗り気）。

それから1週間後，突然母親から電話がかかってきた。それによると，彼の部屋にある家庭内で唯一のビデオデッキで，母親がビデオを夜遅くまで3日間見続けたとのことであった。最初，しぶしぶながら彼も一緒に見ていたが，3日目になると文句を言い出し，それに母親も言い返したところから口論となり，感情的になった彼がビデオデッキを壊したとのことであった。母親はその場で彼のTVゲームを取り上げたようであった。

THは「彼が言ってきたときには，お母さんが謝ってその場は引き下がることを強調していませんでした」と謝罪した。その上で，今後どうすべきかを話し合った。このとき，母親はIPにとっての母方祖父母から，「みんな，うちで生活しないか」との提案を受け，全員祖父母宅で生活していること，しかし，IPだけはそれを嫌がり，夕食を食べる以外は一人自宅にいるということがわかった。しかも，母親は「どうせ学校行かないのなら，泊まりにきたら？」と誘うと，IPはそれを断り，翌日母親が自宅に戻ると制服姿でTVゲームをやっているので，「行かないなら，あれやっておいて」と用事を言いつけるとすぐに学校へ行ったことがわかった。以前は「行きなさい」と言っていた母親が，祖父母の家に一家で泊まることで，IPに対して「どうせ行かないんだから」と，学校に行かないことを前提にIPと向き合えることがわかった。母親は，「単に『学校に行かなくてよい』と言うのは抵抗があるが，『祖父母の所に来なさい』という流れの中では自然と『どうせ行かないのなら，一緒に泊まらない？』と言える」と話した。THはそれまでの母親の試みた解決が阻止されているように見えたことから，これを続けることを提案したところ，母親も了解した。

それから10日後の第16回面接で，IPは週の半分以上の日，登校していた。母親は電話で話したように，「どうせ行かないんだから，泊まりに来ない？」と誘い続けており，さらに以前のように「学校行かないの？」ではなく，休んでよいと言っているかのように尋ね方を変えたとのことであった。IP以外は祖父母宅に泊まることが，さらに変化をもたらした。IPはやったことのない料理をし，食べていたとのことであった。加えて，IPからの要求への母親の

対処も変わっていた。「TVゲームを取り上げたので，規則正しい生活になったことがよかった」と母親が述べたので，THが「いつものように『ゲームを出して！』と彼に言われなかったのですか？」と尋ねると，「言われたけれど，彼には正論で説得してもダメだとわかったから，『ああ，出してほしいんだー。ああそう』と受け流して祖父母の所へ行ってしまう」と答えた。

　この受け流す返し方は，少し前にカウンセラーの講演で母親が聴いた返し方であった。母親は，カウンセリング・マインドの実践としてその返し方を理解しているわけではなかった。「それを聞いて，『ああ私がやったことのない，新しい対応の仕方だから使える』と思って使ってみた」とのことであった。面接の終了時，卒業後の春休み中も同じことを続けることを確認した。

〈THの感想〉

　THとしてはまず，ファミコンを止めさせようとしてきた母親の今までの解決努力を阻止するため，「母親がファミコンをする」という提案をした。加えて，以前，母親はIPと口論する際に常識的立場から説教し，結局彼の「屁理屈」に負けるか，あるいは家庭内暴力にまでエスカレートする結果に終わっていた。それを止めるために，母親には「IPから何か言われたら，『ごめんなさい』と言って一歩引く」ように提案した。しかし，この提案を強調するのが足りなかったためか，結局暴力が起こってしまった。その状況の中で，母親と子どもたちが祖父母宅に行くという解決方法がすでにうまくいきかけていた。THには，それが母親の従来試した解決方法とは正反対に近い方法に見えた。学校に行かないことを前提にIPと話をすることになっていたからである。それを続けることを提案し，これが結果的にうまくいった。THの考える介入以上のものを，クライアント（CL）やその家族は考え出すというよい例であろう。まさしく，「クライアントこそ専門家（Anderson, H. & Goolishian, H., 1992）」であり，どんな新しい行動がCLらのおかれている状況にフィットするかは，CLに尋ねることが一番であると言える。THのやったことで役立ったことがあったとすれば，新しい行動の可能性を探ったことで，変化を起こせるという雰囲気を生むきっかけを作ったことくらいだろう。実際に実行されてうまくいった新しい行動は，すべてCLらによって考え出されたものであって，THの提案したものではなかった。

第17回以降（X＋1年3月後半〜）：フォローアップ期

　第17回面接で，母親からIPが公立高校定時制に合格したこと，卒業式に出たことなどが報告された。母親は前回同様祖父母宅にいて，受け流す返し方を続けていた。TVゲームはまだ返していなかった。

　4月以降も，母親の希望で面接を1か月間隔で続けた。高校に入ってからは休まず登校していること，高校には留年があると知りIPが驚いていたこと，父方祖父母からもらった小遣いで新しいゲーム機をこっそり買ってこっそりやっているが，今のところ時間が長くなく，高校にも行っているため，母親は知らない振りをしていることが述べられた。母親に現状をスケーリング・クエスチョンで聞いたところ，70点との答えであった。母親は「前は精神的な病気を心配しましたが，今は精神科受診が必要だとは思っていません」とも答えた。

3．不登校を経験した子へのインタビュー

　ここで紹介するものは，本書の他の事例報告とかなり異なっている。ここでは，不登校，閉じこもりを経て，フリースクールに毎日通うようになったたかゆき君（仮名）へのインタビューの様子を提示する。

　本事例の概要は以下のとおりである。たかゆき君の家族は父親（会社員），母親（主婦，体調不良などで通院中），妹（小4）の4人暮らしで，中学1年の1月まで，父親の単身赴任のため3人で暮らしていた。中学1年の5月からほとんど学校に行かなくなり，その年の夏はほとんど外出しなくなった。その後，筆者（三澤）（TH）の所属する相談機関に父に連れられて来談し，彼の関心事や彼の考える問題について話し合っていった。転機は中学1年の1月に訪れた。彼はフリースクールに通うと言い始めた。それは，単身赴任から戻った父親との話し合いの中で決まったようであった。ただ，当初彼はすぐに行かず，THには行こうかどうか彼が迷っているように見えた。THは「慌てないほうがいいんじゃない？」と言い続けた。その後，2月の終わりになって通い始め，それ以降，彼はほとんど休まずフリースクールに通い続けた。その間，THとは1か月に1度，そのときどきの関心事を話し合う面接をしていた。このインタビューが行われたときも，彼はフリースクールに通い続け，稀に中学校へも登校していた。

このインタビューは，2つの目的があった。1つ目は，一時期は家から一歩も外へ出なかったたかゆき君が，どのようにしてほぼ休まずフリースクールに通えるようになったか，振り返ることである。それによって，たかゆき君が達成してきたことで忘れかけている重要なことや，将来に向けて役立つことなどをおさらいできれば，と望んでいた。2つ目は，外に出たいと願っているが出られないでいる他の子に対し，アドバイスできることがあればたかゆき君から教えてもらうことである。実は以前，「不登校を克服した人って，どうやって克服したんですか？」と彼が TH に質問したことがあった。

「他の子へアドバイスをする」「達成の歴史を聞く」といったインタビューは，ホワイトやエプストン（Epston, D. & White, M., 1992; White, M. & Epston, D., 1990）（1章p.21参照）の「オリエンテーション・クエスチョン（解決の知識の明確化や位置づけを促す質問）」や「ユニーク・アカウント・クエスチョン（解決の知識が発展してきた歴史を明確化する質問）」といった質問法からヒントを得た。以前から，達成したことやうまくいっていることなどの肯定的な面に言及すると，彼はそれに対して否定的な反応をしがちであった。仮想の「他の子」に登場してもらうことで，たかゆき君の経験から得られる知識を，彼が否定せずに同定できるのではないかと考えた（実際のインタビューでは，他の子へのアドバイスは時間の都合上，少ししか聞けなかった）。

以下に，そのときのインタビューの逐語録から，重要と思われる部分の抜粋を提示した。なお，（ ）内の言葉ははっきり聞き取れない言葉を表し，〔 〕の言葉は逐語録作成時に筆者が付け加えた注釈を表す。

(1) 閉じこもりから外へ出たころについて

セラピスト〔以下T〕：あのーその前に聞いた話で聞いたときは，〔中1の〕夏のときは，家からほとんど一歩も出なかったと

たかゆき君〔以下C〕：はい，それは言えます。

　　－中略－

T：〔中1の9月ころ，家庭教師の先生と会うようになったことが話題になり〕びっびっくりしたのは，こーう，あ，あの，家庭教師の先生か？家庭教師の先生とも車とかで，出るようになったっつーのは，

C：あれはー多分楽しかったから

T：楽しかったから。
C：出てこーって気になった
T：出てこーって気になったんだ。へえー楽しかったから。
C：バッティングセンターが楽しかった。
　　－中略－
T：ふーん，でもさーそれってさー，こう今まで出てなかったって人ってー，やっぱ何か出てこーって決断するときってー，結構エネルギーが要ったりーするんだよー。どうだった？　なんか，決心したとかそういうのないの？
C：うん，楽しかったから別にいいやーって
T：ああそうかー。なるほどね。そう，それでだー，えーとまあこっち来てしゃべって家庭教師の先生とかとねーいろいろこう出かけてったりとかー，いろいろあったーとは思うんだけどー，びっくりしたのは，うーんなんといってもびっくりしたのはー夕やけクラブ〔夕やけクラブ（仮称）とはフリースクールのこと〕にー
C：はは
T：あのーびっくりするほどー，毎日行き始めたってーいうことーだよね
C：あれはーそのそれだからバッティングセンターと同じで楽しかったから
　　－中略－
C：〔行く前は〕楽しいとは思わなかったー。夕やけクラブって言うよりか，なんていうんだーどっか施設みたいなところでーなんか遊んでんのかなーって感じかなーって思っててー（ああいう感じって思ったのは）なんだけど
T：ふんふん，こうねー最初のときってやっぱこーう，どこかまったく知らない所なわけだー，そこに踏み出していくのにー，要するにこうどうやって準備したかってことだよねー自分自身
C：準備なんかしてなくて
T：うん
C：僕の場合，なんか本当にやりたいことがあればいい

(2) 人間関係構築の技術の復活

T：行き出すさー前兆みたいのって，何かあったー？
C：ないような気もするんだけどー全然
T：多分俺ひとつ思いつくよー，まずねー，あのー外にでるようになったっていうー
C：あっそれはあるかもしれない，多分，ちょっと自信みたい
T：ふんふんふん，ほか何かあったかなー，僕思うに結構家庭教師の先生とうまくやれてたっていうのは，一つあったかなーと，ほら，その前ってさーお母さんとしか喋る機会ね，ないでしょー，それーに比べて家庭教師の先生全然違う人だから，で人慣れしたのかなって，あったんだけど違うかなー？
C：人慣れ，人との関係の構築の技術は思い出したって感じかなー，それはあるかもしれない，
T：ふん，関係構築の技術？
C：構築っていうか，関係修復っていうかー，人とのつきあいの技術の復活

(3) 一対一の関係では問題ない

T：こーずっと行き続けてー，最初はまあ卓球だったと思うんだけども，そのうちなんか，他にどんなことが楽しくなってってったのは思い出せる？
C：人間関係ってとこかな
　－中略－
T：へーそれ人間関係っていったってそれこそさー，だって1年前のねー，たかゆきくんではーまあ1年前って言うのは〔－中略－〕つまり中1のときはー人間関係絶ってたよねー
C：うん
T：で，中2になって夕やけクラブに行き出してー人間関係楽しくなってきたっていうけどさー，やっぱこうまあまあいろいろ問題はあったにせよ，やっぱさー最初はこーなんつーの，こーね，人間関係のそれこそね，技術とか？関係構築の技術とかを思い出すのに時間かかったりとか，大変だったりしたんじゃない？

C：いや一対一で話すのは問題なかったみたいだね，それちょっと久々ってのもあるかもしれないけどー
T：あー
C：俺が問題だったのは集団での関係構築のだからね
　　　－中略－
T：そういうさー（集団での）技術は，あんまりなかったっていうのに，続けられていったてのは，こう，どうして？
C：いやだから，一対一は問題なかったから，
T：ふーんなるほどね，じゃあ
C：一対一の関係でー周りを作ってた
T：周りを作ってた，なるほどなるほど，じゃあつまり自分ができることをちゃんとわかってたわけだ，で，できないことは無理してやんないでー
C：うん，無理してまあやることあったけどたまあに
T：うんうんうん，基本的には一対一の，もうもうねえ自分のできる能力を使ってったってことだ
C：クラブで，まあ夕やけクラブ，去年1年間でーえーほんとに仲良かった人はみんな一対一の関係つくったかな
T：ふーんふんふん，一対一の関係ね，何でさー，一対一の関係がーあのー，一対一とで関係作るのは，能力あるってのをーいつ頃から気づいた？
C：いやだいぶ昔からー
T：昔からー
C：一対一は問題ないなーって，集団はあるかもしれないけど
T：へーそれを使おうと思ったのはいつ頃から？
C：使おうっていうかもう自然と使わなきゃいけない状況だった
T：ふーんつまり夕やけクラブで楽しく通っているからにはー，まあ友達関係って当然できるからー，ま，自然と使ってったってこと
C：いや使ってったというか，そういうんじゃなくて使うしかないというか，使うのは当然でしょって感じ

(4) 周りの人との関係の変化
C：去年12月から今年の1月2月はーまわりにふと気づいたら人が付いてた

T：はーん，周りに人が付いていたー
C：付いていたっていうより，〔夕やけクラブの〕サッカー行き始めたりとか
T：ふーん
C：なんかー去年の12月ころ，誰かからいわれたことだけどー，なんかー俺と話していると面白いらしいね
T：へー
C：それでなんかいつの間にかみんな〔僕の周りに〕付いてたっていうか
T：ふーん
C：みんなと交流があったー交際が
T：それって気づいてた？　実は話すと面白いっていうのは
C：ええ言われたら気づいた
T：あーんそう
C：実感ないけど
T：あ，はっはっはっ，本人に気づかない能力ってあるよねー，つまりー実はたかゆきくんは話すと面白いんだけどもー
C：いや徐々に明るくなってそう思ったんだと思う

(5)　**学校へ行ったこと，行動力**
T：でーさらにびっくりしたのはまたー今年の2月3月ね，に起こったのはー，〔ー中略ー〕学校にいったよねー
C：うん
T：あはははーあれはまた，どういう決断でー
C：気分的に，
　　ー中略ー
T：ふーん　何かしようと思って？
C：いやなんか勉強
T：ふーん
C：しにいかないよりはましだということで
T：ふーん　こう結構思い立ったらパッと行動したほうがいい感じなのかなー

C：ほんとにそれを一やったほうがいいと思えばね，俺が心のそこから
T：ふーん
C：んだから小手先だったらやんないだろうけど
　　－中略－
T：なんか決断すると〔動き出すまで〕早かったなとは思うんだけどねー
C：それねーたぶん気にしないで決断なんていちいち考えないよ，そういうとき
T：なるほどねっ　ほうほう，あっそうか，考えすぎると逆にだめか
C：うんだからたぶん，なんともいえないけどー
T：うん
C：うーんほんとにやりたいときは何もいちいち無視してー
T：うん
C：一気にやっちゃう
T：はーん，あんまり余計にあれこれ考えないっていう，ふーん
C：まあそれなりに考えるだろうと思うけどやりながら考える
T：ふーん，おうおう，やりながら考える，ふーん，ほうほう，だいぶーそうなんだよね，なんかねー前ーそのー夕やけクラブにいく前と後でこう比べるっていうのを，こう俺おれの目から見たらね，前はねー，やっぱいろいろと考えてたねー，やっぱり前から考えてたんだけどー
C：いやそれ前からあったよ，何も考えず，何かあるときは何も考えずに突き進むってのは
T：そうだろうねー，こーでも何かやっぱねー，どっちかというと中1の冬ぐらいはー，考えて終わってたんだような気がするんだな，考えて考えて考えて終わってたって，だけどー夕やけクラブに行くようになってからはー，考えたら次もう行動してるんだよね，あっもしかすると考えるまえに行動しているかもしんないけどー，行動力が全然違う風に見えるんだけどー，どう？
C：たぶんそうなのかな？　そうだとしたらたぶん夕やけクラブでー，考えているだけじゃ無駄だって，たぶん身にしみたんでしょ
T：ふーん，それはそれでやっぱさっきのこう先生とかと大人たちと
C：いや行動，経験かな

T：経験？　やっぱ行動してみたらやっぱそれなりにあると
C：行動っていうかーなんかたくさんみんなと接してればおのずと変わってくるでしょ，いろいろと
T：そうだねー
C：吸収するなり，とりあえずまあ
T：はいはいはいはい，ふんふん，ふーん
C：それの結果だと思う
T：ふーん，じゃああある意味，夕やけクラブでー人間関係でまあもまれたっていうか，人間関係いろいろあったってーことはーそういうふうに変わってったー
C：変わってった

(6)　**アドバイス**

T：まーとりあえずこうあまり外に出なかった時期，とおんなじような時期を迎えている人がここに来たとしてー，どうしたら出られるんですか？　聞いたとしよう，たかゆき君はなんて答える？
C：興味あるところにいって楽しみなって
T：こう興味があってもさー踏み出せないひとっているじゃん，そういう人にはどうするの？
C：説得，説得もしくは引っ張っていく
T：あーなるほどねー引っ張っていくー
C：かー説得
T：あー逆にいうとあれかーでもあのおとう，ある意味さー最初来たときは，おとうさんおかあさんに，お母さんいなかったかー，お父さんに連れられてって感じだったー正直なところ
C：わかんない，実感がない
T：実感がない，ふんふん，じゃあある意味ーなんつうのかなー，ほらー興味があるけどもーちょっと一歩踏み出す力，なんつうのかなー，力ってのかな，そのーー歩踏み出すことできない人は，ある意味引っ張ってったほうがいいのかなー
C：わかんない

T:まあ人によりけりだとは思うけど

C:うん,でも一番いいのは,それに対して説明して興味を湧かせてー,何がなんでも言いまくって行かせる

　最後に,このインタビューについて,THの感想を簡単に述べてみる。このインタビューではいくつか彼についての特徴が話題になった。「楽しいと思うことは実行できること」「人間関係構築の技術が前からあって,それを復興したこと」「一対一での人間関係を構築する方法は前から知っていたこと」などである。また,彼の変化してきた面について,「明るくなってきたこと」「周りの友人が自分に付いてくるようになったこと」「経験によって行動力が増したこと」などが語られた。このような特徴や変化を語ること自体,「自分が変わってきた歴史」を再確認させ,昔とは違う今があることが強調されると考えられる。そして,自分がはっきり認識していなかった自身の能力や特徴について認識し直すことになり,自分の持つ力を将来使っていけるようになると考えられる。

8 章　非行問題

久保順也

　児童相談所は子どもに関するさまざまな相談を受け付けている公的機関である。最近は虐待との関連でマスコミにその名前が登場することも多い。実際は児童相談所で扱われる相談内容は子どもの発達の問題や，経済的な理由などで家庭にいられない子どもについての養護相談，子どもの問題行動についての性格行動相談などがあるが，非行や触法行為に関する相談が教護・触法相談である。

　非行相談に関わる機関・組織としては，学校，警察，家庭裁判所，児童相談所，保護観察所，少年鑑別所，少年院，児童自立支援施設（旧教護院），児童養護施設などがある。非行少年に対する処遇の流れは児童福祉法ならびに少年法により規定されている（参考として，新保・伊藤，2001）。

　非行少年とは①犯罪少年，②触法少年，③虞犯少年の3つに分類される。犯罪少年とは14歳以上20歳未満で罪を犯した少年のことであり，少年法のもとで処遇される少年である。触法少年とは14歳未満で罪を犯した少年だが，児童福祉法のもとにあり刑事責任年齢に達しないために刑事責任を問われない。触法少年に関する相談は児童福祉法第25条により，警察から児童相談所に通告され触法相談として受理される。虞犯少年とは，放置すれば将来罪を犯すおそれのある少年のことで，親の指導に従わなかったり，家出を繰り返したり，繁華街でたむろしたりする少年のことである。保護者や学校，警察などが少年の将来を案じて相談を持ち込み，児童相談所では教護相談として受理される。

　非行少年とその家族を援助する場合，非行という問題が法により規定され，公的機関により援助が行われるという形態を考慮すると，一つの機関でケース

を抱え込むのではなく，関連機関同士で連係して関わることが必要不可欠である。各専門機関には独自の援助方法があるが，自分の所属する機関の能力と限界を認識した上で，関係機関と連係して問題に対処していくことが機関にとってもクライアント（以下 CL）にとっても有益である（各機関の取り組みについて参考として，生島・村松，1998）。

1．非行少年と少年法

　児童相談所に送致される非行少年らは少年法の制度や非行少年の処遇についてほとんど知らない。漠然と「13歳までなら何をやっても大丈夫」と考えているだけである。少年たちは，非行少年に対する処遇の流れを説明されて初めて自分の行動について考える。少年法改正がいくら世間で騒がれているとは言っても，少年たちには詳しく知りえない情報である。正しい情報を伝えることによって，少年たちも自らの行動を統制する意識が生まれる。「キレた」瞬間には無意味かもしれないが，予防的な措置としては有効だと思われる。児童相談所の場合，児童福祉司（以下WR）が非行少年と面接し，実際の処遇の流れを説明することが多い。処遇の流れをホワイトボードにフローチャートを書いて説明するWRもいる。頭で考えるよりも感覚で判断して行動するという特徴を持つ非行少年たちにとって，言葉で説明するよりも視覚刺激を用いて説明するほうが理解が容易であり，イメージしやすい。これはなにも非行少年に限った話ではない。というわけで非行問題における筆者のアプローチの仕方をフローチャート（図8-1）で表現してみた。以下，この図に基づいて論を進めていきたい。

2．クライアントとしての非行少年

　一般に非行少年らは自分たちの問題行動を「問題」と捉えておらず，そのため相談意欲もない。例えば彼ら／彼女らに喫煙やバイク窃盗の理由を尋ねても「かっこいいから」「ほしかったから」といった答えが返ってくるだけで，それらの行動を問題として捉えてはいない。ただ彼ら／彼女らも善悪の区別はつくし，法律に触れる行為であることは十分知っている。しかし「楽しさ」のほう

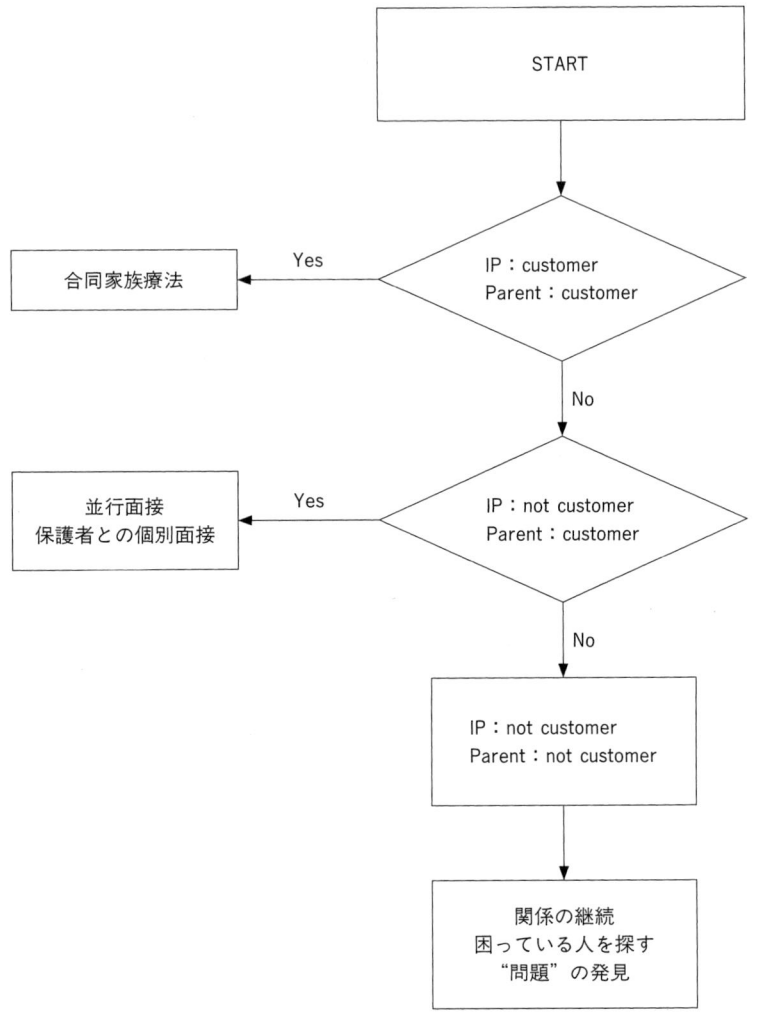

```
                    ┌─────────┐
                    │  START  │
                    └────┬────┘
                         ▼
         ┌─────────┐   ◇IP : customer
合同家族療法 │◀── Yes ──│ Parent : customer
         └─────────┘     │
                         │ No
                         ▼
  ┌──────────────┐    ◇IP : not customer
  │ 並行面接      │◀── Yes ──│ Parent : customer
  │ 保護者との個別面接│     │
  └──────────────┘         │ No
                           ▼
                   ┌──────────────────┐
                   │ IP : not customer │
                   │ Parent : not customer │
                   └────────┬─────────┘
                            ▼
                   ┌──────────────────┐
                   │ 関係の継続        │
                   │ 困っている人を探す │
                   │ "問題"の発見      │
                   └──────────────────┘
```

図8-1　非行相談における場合別の対応

が統制力を上回ってしまうのである。

　児童相談所で出会う非行少年たちには，児童福祉法のもとにある13歳以下の中学生の年少非行少年が数多く含まれる。生島（1993）が年少非行臨床の目的とは「時間稼ぎ」だと述べているように，非行臨床では「非行行動がなくなる」ことを目的として援助がなされ，非行行動がある程度「落ち着いてくるこ

と」が解決像である。しかし「……をしなくなること」といった目標設定は，どこまでいっても「しばらくするとまたやるんじゃないか」というようになかなか変化を実感しにくく，関係者の自己効力感も高まらないものである。したがって「非行行動をしなくなること」という目標設定をするのではなく，「非行行動をしなくなったかわりに，……をするようになること」を目標としたほうが，変化を目で見て確認でき，さらに具体的な援助も可能となる（生島，1993）。目標に設定される例としては「就職する」「学校に登校する」「家にいる時間が増える」などが挙げられるだろう。「プラプラした生活を止める」「バイクの窃盗を止める」といった「……しなくなる」型目標設定では変化を実感しにくい。

　目標設定は，非行少年自身のニーズや問題意識に合わせて決定されるべきである。「CLが問題と捉えていることを解決できるように援助する」ことが短期療法の基本であり，これは非行臨床においても当てはまる。ただし非行少年自身は面接に来談し続けること自体困難で，面接の日程・時間が無視されることも珍しくない。そのため通所面接という形式だけではなく，児童相談所から職員が家庭訪問して自宅で面接しなければならない場合が多々ある。非行臨床の場合，面接形態をCLに合わせて変更せざるを得ない。

3．非行少年の家族

　昨今では「非行の一般化」が叫ばれ，問題となるような背景を特に持たない少年たちが非行に走る事態が不安視されているが，筆者が接する非行少年たちの家族背景を見てみると，母親か父親のいない家族や，経済的な問題を抱えた家族がまだまだ少なくない。こういった背景を見ると，非行の要因として家庭環境を考えたくなるが，家族療法／短期療法では基本的に原因追及をしない。「非行に陥った道筋の解明と非行からの立ち直りの道筋を明らかにすることとは別のものである（生島，1993）」。しかし先にも述べたように，非行少年は自らの非行行動を問題として捉えておらず，来談意欲もほとんどない。これはしばしば非行少年の家族にも言えることである。経済的な問題を抱えていたりひとり親であった場合，仕事を休んで子どもを児童相談所に連れてくることが難しい場合もある。誤解がないように書いておくが，非行少年の家族も非行問題

で困っており，解決のために努力しているのである。

児童相談所で教護相談として扱う問題は，家庭や学校から相談が持ち込まれて受理されるケースであり，これらの場合は「問題意識を持って来所する」CL が存在する。これらの相談に対応する場合，一般に WR が親担当，児童心理司（以下 TH）が子ども担当という並行面接の形態をとることが多い。このため児童相談所側では少年本人とも会って話ができるように何とか来談を促し，コンタクトを取るべく努力する。短期療法では来談者を援助することが必要十分条件であるから，親や学校を CL として援助するだけでよいはずである。しかし今は相談意欲がない少年も，面接を進めていくうちに「お金がなくて困っている」「暴走族に誘われて困っている」と悩みを語ってくれるときがくるかもしれない。そのときには CL－TH の関係ができる。そういった関係が作れるように，いつでも少年本人と話ができるようにしておくことは無益ではない。

実際に来談する親や教師は「息子を何とかしてくれ」「困った生徒がいるので児童相談所で面倒を見てくれ」と訴えることが少なくない。解決志向短期療法でコンプレイナント・タイプの CL－TH 関係にある状態である。また，親や警察によって強制的に連れてこられた非行少年自身は当然相談意欲がない，いわゆるビジター・タイプの CL－TH 関係である（用語解説を参照 p.182）。

単純に考えれば，非行をしているのは非行少年であり彼／彼女が非行をしなくなれば問題は解決なので「この非行少年を直してほしい」と考えて専門機関に頼ることはごく自然な思考である。これは医学モデルの「悪い部位を取り除いて治療する」という考え方であり，原因を除去して問題を解決する直線的因果論に基づく考え方である。これに対して家族療法／短期療法では円環的因果論を採用する。これは原因と結果は直線的に結びついているのではなく，循環しているのだと考える立場である。このモデルに基づいて考えると，ある問題についての原因探しは，その現象の切り取り方の一側面でしかないことになる。家族療法の一派 MRI では，問題を維持している悪循環を切断するという介入がなされる。問題の原因探しはしない。解決志向短期療法では問題さえ探さず，解決に焦点を当て徹底して解決像の明確化を目指す。

少年本人の変化を期待する親や学校が来談した場合，CL との関係をカスタマー（問題解決のために自ら変化しようとする人）・タイプ関係にまで持っていく必要がある。以下，場合別に述べていきたい。

4．非行少年と保護者がカスタマーの場合

　非行少年自身とその保護者がどちらも TH との関係においてカスタマー・タイプの場合，援助する側としては比較的援助しやすいと思われる。少年も親も「問題解決のために自分が変わらなければ」と感じているので TH に協力的であり相談意欲もある。親子関係に問題がなければ合同家族療法も可能となる。

　解決志向短期療法では，CL と TH の関係がカスタマー・タイプの場合，ウェルフォームド・ゴールづくりが目標となる。ウェルフォームド・ゴールとは明確・具体的に定義された解決像，つまり「問題が解決したとき，どんなふうになっているか」の具体的な記述である。「真面目になっている」「親として安心して生活できる」といった抽象的なものではなく，「学校に週に 3 日は登校するようになる」「友人たちが家に押しかけなくなるので，生活のリズムが安定して朝 8 時には起きるようになる」というふうにできるだけ具体的な解決像を描くことを目標とする。これは先に述べた「……しなくなる」型目標ではなく「……するようになる」型目標とも関わることだが，目標が明確で具体的であればあるほど CL は問題に取り組みやすいし，それが可能であると感じるようになる。

　ウェルフォームド・ゴールを作るために行われるのは「ソリューショントーク」や「ミラクル・クエスチョン」であり，達成までの段階付けや現状の評価のために「スケーリング・クエスチョン」が用いられる。それぞれの技法の詳細については DeJong と Berg (1998) に詳しいが，スケーリング・クエスチョンは特に重宝する質問法である。「今の自分の生活に点数をつけるとすれば何点？」と聞くことで非行少年自身の自分の生活に関する満足度を知ることができる。そうした後，「40点あるのはどうして？」「足りない60点は何のぶん？」と，肯定的な面と否定的な面両方についてインタビューする。問題意識を持つカスタマー関係にある少年の場合には，肯定的な面と否定的な面どちらも簡潔に述べることができるだろう。

　若島と長谷川 (1999) は MRI の技法と BFTC の技法を統合した「表裏のアプローチ」を提唱している。筆者も同様の立場から，肯定的な面・うまくいっている部分は do more，否定的な面・うまくいっていない部分は do different の働きかけをするようにしている。スケーリング・クエスチョンで明らかになった両側面に対して働きかけるのである。例えば，うまくいっている部分として「遅れながらも毎日登校している」ということが出てきたとしたら，毎日同じことを続けることの大変さを挙げて少年をコンプリメント（誉めること）しながら，「でもあんまり無理しないようにね。息が切れない程度に」というふうに治療的ダブルバインドで答える。治療的ダブルバインドとは「変化しないでいることによって変化するように」働きかけることである（Watzlawick, P. et al., 1967）。

また否定的な面やうまくいっていない部分が出てきたら，do different，つまり介入を考える。「これまでとは違うことをする」のである。例えば毎朝定刻に起きるように母が声がけをしているにもかかわらず起きられないということを繰り返しているとしよう。母は寝坊する少年に対して声がけという解決行動で対処しようとしているがうまくいっていない。このような，何度も試みられているにもかかわらず解決に結びつかない行動を「偽解決（pseudo solution）」あるいは「試みられた解決（attempted solution）」と呼ぶ。基本的にはこれらの行動を止めることが介入になるのだが，重要なのは「試みられた解決」群に貫かれた一つの共通するテーマを見つけることである。朝起きられない少年に対して母が声がけしたり，父が注意したり，姉が少年の身支度の世話を焼いているかもしれない。この場合，すべての行動に貫かれているのは「自分では何もできない少年」というテーマが考えられるだろう。周りの者が世話を焼くので，少年自身も「自分では何もできない」ように振る舞わざるを得ないという見方もできる。円環的因果論モデルで眺めるならば，少年の行動と周囲の人間の行動はお互いの原因となり，悪循環となっているのである。悪循環の裏にあるテーマを見つけたら，あとは悪循環を切るだけでよい。

お気づきのように，筆者が非行少年との面接で扱う問題は「非行問題」ではない。学校に登校できない「不登校問題」や朝起きられない「寝坊の問題」である。これらの問題を扱っていてどうして非行相談と言えるのかと思われるかもしれない。しかし非行行動も不登校問題も寝坊の問題もすべて少年の中で関係しているものである。どれが原因とは言えないが，互いに連鎖しているものだと考える。だからどれか一つの問題に変化が生じることによって，他の問題も変化する。不登校の解決によって非行問題の解決も可能なのである。

5．非行少年がカスタマー以外で保護者がカスタマーの場合

　非行少年自身は相談意欲がないが，親には相談意欲があり，自らの変化を辞さない場合である。児童相談所でこのような相談を受けた場合には非行少年自身とコンタクトを取ろうとすることもあるが，強制力はないので本人が望まない場合には基本的には親との個別相談を続けることになる。もし非行少年自身が来談した場合，親とは別に並行面接を行い，関係を作るために雑談やプレイを利用した面接を行うことが筆者の場合は多い。先に述べたように，短期療法では問題とされる本人の来談は必ずしも必要なものではないが，できればいつでも本人と面接ができるという関係も作っておきたいと筆者は考えている。非行少年自身と話をするとき，TH側が興味を持って話しかけると意外に多くの答えが返ってくることが多い。少年が興味のあるバイクの話，歌手の話，吸っているタバコの話，少年が自慢話として語る非行行動など，会話をするきっかけはいくつかある。もちろん少年の喫煙や非行行動には賛同しないが，会話の糸口にはなる。また遊びの利用は，中学生でも関係を作る上で有効なことが多い。具体的にはキャッチボールや卓球など体を動かすプレイを行う。ここらへんのノウハウは，学校の先生方，特に生徒指導担当の先生方がよく知っておられることだと思う。こうして一緒の時間を過ごしているうちに，TH側から「今日は大事な話をしたいんだけど」と面接へ導入することもできる。もしかしたら少年のほうから相談を持ちかけてくるかもしれない。また，少年が来談したこと自体をコンプリメントすることは重要である。

　変化への意欲を持った親に対しては，先に述べた「非行少年と保護者がカスタマーのケース」と同じように，CLのフレーム（認識的枠組み）に準拠した指示・介入が可能になる。

6．非行少年と保護者がどちらもカスタマー以外の場合

　一番多いと思われるのが，非行少年と保護者どちらも変化を担うつもりがない場合である。保護者に来談意欲はあるのだが「息子を治療してください」「娘を矯正してください」と専門家に頼りたいという思いを訴えるケースもこれに入る。

解決志向短期療法では，ビジター／コンプレイナント／カスタマーそれぞれのタイプで援助法が別れている。非行少年を直してくれとTHに訴えるCLとの関係はコンプレイナント・タイプの関係である。コンプレイナント・タイプ関係にある場合は，ソリューショントーク（問題がない状態に関する会話）をする中で，問題の解決がCLに与える影響について明確にしていく。つまり問題が解決したとき，CL自身の生活は現在とはどのように異なっているかを質問していく。MRI流に考えれば，問題が存在しないときの関係者の行動連鎖，「良循環」について聞いていくと言ってよいだろう。コンプレイナント・タイプ関係にあるCLの場合，「非行少年自身が変わってほしい」と訴えるが，非行少年が変わったときにCL自身はどのように行動しているかを明確にする。これは，問題が解決しうるということを暗に示しているだけではなく，少年の行動が親の行動と連鎖していることをも示している。つまり，CL自身が問題解決の一部になっていることをCLにも理解してもらう意図がある。また，問題解決後という未来のことだけでなく，これまでの生活の中で部分的に生じている解決についてインタビューすることもできる。いわゆる例外探しである。

　少年自身が来談し，コンプレイナント・タイプまたはビジター・タイプ関係にある場合にはまず少年が来談したことをコンプリメントするべきである。まず関係を作り面接を継続していく中で，一緒に相談をする環境を保持する。その中で折りを見て少年自身を相談に導入するというのは先と同様である。

　解決志向短期療法では，コンプレイナント・タイプ関係のCLに対する介入として「観察課題」が挙げられている。これは「問題（あるいは例外）の行動がいつ，どのようなときにどのような頻度で生じるのか，その前後に周りの人間はどのような行動をとっていたのか」を観察する課題である。これにより，問題行動がどのような連鎖で生じているのかという情報を集めることができ，CLもこのことを認識することが可能になる。また「問題行動を観察する」という課題自体が，これまで主観的にしか眺められなかった問題を客観的に眺めるという変化を生じさせる課題になっている。ただしこの課題はビジター・タイプ関係のCLに対しては行わない。相談意欲がないCLに対して介入を出しても負担が大きいだけでメリットがない。このような場合は来談したことをコンプリメントするのみにとどめることになる。

　解決志向短期療法では，問題についての会話はプロブレムトークと呼び，可

能な限り避けるものとなっているが，MRIの立場からは問題を維持している悪循環を明確にするための情報収集に利用できる。この際に注意して聞き取るべきことは先に述べたように「問題を解決するためにどのような方法が試みられたか」である。しかしCLとの関係がコンプレイナント・タイプまたはビジター・タイプの場合には介入を出すことには慎重になるべきである。「少年自身が変わればよい」と訴える親に対して「親の行動を変えてみてください」と伝えると，親は「原因は親なのか」と捉え，責められていると感じるかもしれない。ここで親に介入を出すのならば，「少年の行動を変化させるために」ということを強調すべきである。親の「本人が変わればよい」というスタンスに沿って介入を出すのである。しかし面接の中で親の意欲が確認できない場合は，無理して介入を出すべきではない。

　家族療法／短期療法の数々の技法は，結局は「問題をuntouchableからtouchableに変化させること」を目的としていると言っていいだろう。コンプレイナント・タイプ関係におけるCLは，問題を専門家に何とか直してほしいと思って来談する。問題は自分たちの手に負えないものであると感じているのである。これに対してTHは問題を解決するのではなく，問題の見方を変えるという援助をする。「手に負えない問題」を「何とかできそうな問題」に変化させるのである。そうすればCLは自ら変化を望んで動き始めるカスタマーになる。「非行問題」を「不登校問題」「就職の問題」として相談の契約を結ぶこともこれに当たる。

　以下に筆者が関係した非行相談の事例について述べる。なおプライバシー保護のため，内容に若干の変更が加えてあることをご了承いただきたい。

7．万引きにより触法通告を受けた和哉君の事例

　和哉君（仮名）は中学3年の男子で，万引きのため警察から児童相談所へ触法通告を受け，相談が開始された。父母は和哉君が小学生のときに離婚しており，現在は母と本人の二人暮らしである。和哉君は万引きのほか，バイク窃盗，無免許運転のためたびたび警察に補導されている。また深夜に友人と遊び歩いたり，自室に友人らを招いて遊ぶという日々が続いており，昼夜逆転の生活となり学校へ登校することも少なくなってきていた。

第1～2回面接（X年5月8日・5月29日）

初回面接は和哉君のみの面接であった。和哉君に困っていることや心配なことを尋ねるが特にないという。普段の生活の様子について聞くにとどめて，今後も面接していく上で本人の来談が継続することがTHにとっての目標になった。

第2回面接で和哉君は「ヤンキーはもう止めた」と語る。「今の生活を色で表すと何色？」と尋ねると「紫」だと言う。色で表す質問は，スケーリング・クエスチョンの変形として筆者はときどき用いる。紫色の意味を尋ねると「中学1年のころはマジメ君だった。そのころは青色。二年生になって先輩たちと一緒に遊ぶようになり，髪を金髪に染めたりボンタンを履いたりした。そのころは赤色。今はその中間の紫。どっちつかずって感じ」と冷静な分析を返してきた。これを聞いて，和哉君は今の状況に決して満足はしておらず，変化を望んでいることが感じられた。来談したことをコンプリメントし，今後も定期的に面接することを確認した。

学校の担任の先生・学年主任の先生に学校での様子を聞くと，和哉君は昼ごろに登校する生活を続けているという。しかし高校進学は希望しているとのことで，学校での援助を続けてくれるという。

第3～4回面接（X年7月6日・8月8日）

学校の生徒指導の先生の話では，和哉君らのグループが同級生を相手に暴力事件を起こしたという。また暴走族のギャラリーになっているともいう。和哉君に詳しく話を聞くと，暴力事件については相手側が最初にケンカを売ってきたこと，暴走族は見ているだけで入る気はまったくないことを語った。THは和哉君が先に手を出さなかったこと，暴走族に入る意志がないことをコンプリメントするにとどめた。

第5回面接（X年9月11日）

この面接は家庭訪問。いつもは仕事で不在の母親とも話ができた。母は和哉君が学校に行かないで寝ていると頻繁に声をかけ学校に登校させるという。母親は，和哉君が学校に登校せず昼夜逆転した生活をしていることに不満を持っていた。また和哉君が友人らを自室に連れ込んで朝まで騒いで近隣に迷惑をか

けているという不満を語った。いくら注意しても約束を守らず同じことを繰り返す和哉君のことを「どうしようもない人間」と語る母親であったが、「そんなにどうしようもない和哉君のことを、どうしていつまでも見守っていられるのですか？」と尋ねると母親は「やっぱり自分の子どもですから」と言い、小学生のころは野球に夢中な少年だったこと、中学校の部活に馴染めずに野球から離れていったことを語った。またこれまでの母親の対処方法を聞くと、自宅に来る友人らにも声をかけて顔と名前を覚えていることや、和哉君に注意するときには口で言うと感情的になるのでメモを残していることなど、母親が自分で工夫していることを語った。そのせいか、自宅に来る友人の数が減ったようだというので TH は母親の努力をコンプリメントし、母親の対処方法を do more するように励ました。

第6回面接（X年9月21日）

和哉君のグループが他校間の抗争に巻き込まれているという情報が入る。和哉君に聞くと、当事者間で話し合いが持たれて解決したらしい。しかしそのときに知り合った他校の生徒とバイク同乗して事故を起こしたという。TH は学校間抗争については冷静に対処したことをコンプリメントしたが、バイク事故については今後の警察・家庭裁判所の指導に従うように伝えた。

また和哉君は高校進学の意志を固め、このころは学校に遅れることなく登校しているという。TH はこのことを大いにコンプリメントしたが「無理しない程度に」と付け加えた。

第7〜13回面接（X年10月16日〜12月12日）

このころ、和哉君が母親を蹴って怪我をさせたという情報を得る。どうやら口論しているうちにカッとなってやったらしい。TH は母親の努力をコンプリメントしたが、和哉君への母親の対応は変えたほうがいいかもしれないと伝えた。

和哉君のほうは昼夜逆転の生活に戻り再び不登校状態になっていた。また進学希望も就職希望に変わっていた。学校側では就職指導が行われ、和哉君は母親と一緒に職業安定所に行き仕事を探すようになる。

このころの面接は家庭訪問が中心だったが、訪問しても寝ていたり不在だっ

たりして会えないことが多くなっていた。

第14回面接以降（X年2月13日～）

　和哉君は就職を希望していたが，不景気の現在，中卒の就職口は皆無に等しく，和哉君自身も熱心ではなかったため，結局就職先は決まらなかった。その後，和哉君は「美容師になりたい」と言い，高校への進学を再び希望するようになった。しかし受験に失敗し，進路が決定しないまま卒業することになった。現在はフリーターであり就職しようという気持ちもあまりないようだが，非行交遊は減り家で落ち着いた生活を送っている。中学時代よりも生活リズムが安定しているという。今後は進路を決定することが課題となっている。

　本事例で失敗したことは，和哉君とコンタクトを取ることにエネルギーを費やしすぎたため，母親との面接が少なくなってしまったことである。母親の監督能力や方法を改善することで和哉君の行動にもっと影響を与えることが可能だったかもしれない。また毎日のように和哉君の部屋を訪れる友人たちが本人の行動に大きな影響を与えていることは明白であった。本人とその友人たちが所属する学校というシステムとの連係をうまく生かせなかったことが心残りである。

8．家庭内暴力がある広幸君の事例

　母親からの連絡で広幸君（仮名）の問題が語られた。母親と広幸君の2人暮らしの家庭である。広幸君は中学2年生であり，母親に暴力を振るうことが問題であった。

第1回面接（X年12月1日）

　この面接は家庭訪問であった。THが先に，少し遅れてWR（ケースワーカー）が家庭を訪れた。

　THとWRが揃った時点で「今困っていること」を広幸君と母親に訊ねた。広幸君は「夜，眠れないこと」と，母親は「暴力を振るわなくなること」と述べる。THが「問題が解決したら今と何が違いますか？」と訊ねると，広幸君は考え込んだ様子であった。一方，母親は「ほっとする。朝，広幸がおはよう

って起きてきて，お腹がすいたって言う。私は何を食べたいって言う」と述べる。

　THとWRは音楽を趣味とする広幸君に対して「芸術家肌！」として誉め，また，母親にパンチをしたことに関して「男らしい」とコメントした。そして広幸君の男らしさについて母親に訊ねた（実は，広幸君はとても色白で神経質そうな少年）。母親は「我慢強いし，私の小言もよく聴いてくれる」と話す。また，「友達とのトラブルでもやられっぱなし。でも相手が図にのってきたらキレて加害者になってしまいました」と加えた。広幸君が喧嘩で相手に噛まれた傷を見せてくれた。THは「この噛んだ人，Cの2の虫歯があるぞ！」とコメントした。一同爆笑した。

　THは「どうなったら，今日私たちと話をしてよかったなーと思えますか？」と訊ねた。広幸君は「朝起きれるようになったら」，「学校に行きたくないわけじゃないけど，朝起きれなくて」と述べる。また，先日は朝起きれて学校に行けたと言う。

　一番ひどかったときを0，理想の状態を10として，今いくつかを訊くと，広幸君は「7」，母親は「8」と答えた。広幸君と母親の点数の差は1であり，この差について母親に説明を求めると，「学校に行ってないから本人は勉強が遅れていると思ってるけど，塾の先生は遅れていないと言っているから」と説明した。

　その他，広幸君の良いところを母親は「おしゃれなところ」と話した。

第2回面接（X年12月15日）

　相談室に母親のみ来談した。THとWRが面接に入った。

　母親からの報告では日曜日に「馬鹿にするな！」と暴れ，わき腹を足で蹴られたと言う。母親自身は逃げた。すると広幸君がドアーの鍵とチェーンをかけて，自分は玄関の外に締め出されてしまい，実の弟に電話した。広幸君の叔父は家に来て，広幸君を抱きしめたと言う。

　どうなってほしいかを訊ねると，母親は「私にかかってくるのではなくて，自分のためにエネルギーを使ってほしい」と述べた。さらに，母親は広幸君のことが「嫌い」であると言う。THが「好きなときが増えるには？」と訊ねると，「自分で自分のことができるようになったら」，「私は力不足。親に甘えた

ことがないので，甘えられるのが苦手」，「広幸は父親に似ている」などと話した。WRは「2人暮らしに対して，胸を張って言えることは？」と質問した。母親は「やらなければいけないことはきちんとやってきた」と答えた。

　ここでTHがミラクル・クエスチョンをした。母親は「広幸の世話をするのが嫌だなと思ってるけど，それがなくなって，広幸も嫌々私がやっていると思わなくなるから，うまくすごせる」と答えた。THが「最も最近でそう感じられたのはいつですか？」と言うと，「昨年の3月くらいまで」と話した。さらにTHは「今と昨年の3月くらいまでの違いは？」と訊ねると，「寝不足で，私自身のことをする時間がない」と言う。「自分のことをする時間があったら，何をしたいですか？」と言うと，「久しぶりにパンを焼きたい」と述べた。

> **介入課題**
> ① 「久しぶりにパンを焼いてみたらどうでしょうか」，② 「嫌だと思わず家のことや広幸君のことがやれたと思うときについて次回報告してください」。

第3回面接（X年12月24日）

　母親のみ来談。THとWRが面接に入った。
　母親からの報告は吉報であった。広幸君が明日から新聞配達のバイトをすること，バイトの書類のことで学校に2人で行ったこと，最近全然暴れないことが語られた。課題であったパンを焼いたとき，広幸君は「久しぶりだね」と言ったそうである。
　変化の報告はそれだけではなかった。母親が出かけるとき，広幸君は「いってらっしゃい。気をつけてね」と言ったという。また，昨日，友達と集まり，材料を持ちより，クリスマスパーティーを家でひらいた際，母親は出かけていたが，家に戻ると，「残ったから，とっといてあげたよ」と広幸君は母親を気づかった。母親は「おいしかったし，うれしかった」と涙ぐんだ。
　その後，2回のフォローアップ面接をし，終結を向かえた。さらに，2回の電話によるフォローアップでは順調であるとのことであった。

9．非行臨床と家族療法／短期療法の今後

　非行少年と親がどちらもビジター・タイプである状態は，いうなればCLがいない，あるいは問題が存在しない状態である。「CLが問題と考えていることを解決できるように援助する」ことが家族療法／短期療法の目的とするならば，非行臨床における「CLの不在／問題の不在」をどのように扱えばいいのだろうか。この問題に関連して，MRIのシュランガー（Schlanger, K.）は日本におけるワークショップの中で，初めは相談意欲がなかったCLとの間に治療契約を結ぶロールプレイをしてみせた。シュランガーは「CLにインタビューを続け，問題を明確にする。いわばCLをダンスに誘うようなものだ」と述べた。問題を意識していないCLと会話していく中で，問題に目を向けさせ，一緒に取り組んでいく気持ちにさせる。そのためにTHはCLの語る「問題らしきもの」に注意してインタビューを続け，折りを見て相談に導入する。まさにダンスへの誘いである。そこまでしてもCLが一緒にダンスをする気にならなければ，他の人（例えば学校の教師など）を誘えばいいことである。決してTHが問題をCLに押しつけるのではない。面接の中で協同で認識されるものなのである。

　非行臨床に取り組む援助者は少なくないが，まだ発展途上の分野であると思われる。ここで示したアプローチも試行段階であり，事例で紹介したようにまだまだうまくいっているとは言い難い。しかし非行問題は人間が法によって社会の安定を保っていこうとする限り，永遠になくなることのない問題である。そして，非行臨床におけるCLとTHとの関係性のあり方という問題もまた，臨床心理学だけではなく法律学，行政学的な視点からも考えていかなければならない問題である。

9章 スクールカウンセリング

生田倫子

　スクールカウンセラーに求められることは，直接生徒との面接を行うことだけではない。担任や養護教員などそれぞれの専門性を理解し，適切に周囲を調整するコーディネイターとしての役割が求められる。ここで，学校側とのコンサルテーションが重要なかぎになってくる。

　本章では，多様な学校システムの紹介と，それに見合ったコンサルテーションの重要性を示していく。また，短期／家族療法を使用してカウンセラーと親と学校側の連携により不登校が改善した事例と，精神分裂症が疑われ病院へ紹介した事例を紹介する。

1．多様な学校システム

　筆者はこれまで3校の高校のスクールカウンセラーを経験している。1校は地方都市の共学の公立進学校，2校目は地方の公立定時制男子高校，3校目は大都市の私立の女子高である。3校ともそれぞれ異なる「個性」があり，それにあわせてまったく異なる働き方をしてきた。というよりせざるを得なかった。以下には，以後事例で取り上げる2校について，それぞれのカウンセリングシステムの概要を述べる。

(1) 地方都市の進学校の場合

　筆者が勤務した高校のうち，本校は前任者の引継ぎである。もうシステムが出来上がっており，その延長でという形で依頼された。授業時間の50分ごとに

8コマ区切ってあり，生徒や教師，または親の相談にはそれぞれ1コマが使われるという形式であった。この学校は教職員が非常に生徒に深く関わるという校風があり，教師が生徒や親にカウンセリングに行くよう説得するというケースがほとんどであった。

そして生徒や親の面接の前には，必ず担任が状況説明を行うために1コマ予約を入れているというシステムであった。この方法が定着していたため，このシステムを継続という形で業務を行った。

(2) 地方都市の定時制高校の場合

この高校はスクールカウンセラーの導入が行われたばかりであり，筆者が最初のカウンセラーである。しかし，教員の間では当初からあまりカウンセラーのニーズは高いとはいえなかった。男子校であるため非行の問題が多く，カウンセラーに相談するより先に警察にやっかいになっているという状況であった。

業務体系については，授業の時間は一切生徒を部屋に入れずに休み時間だけ業務を行うというシステムになった。教員が，カウンセラー室が「さぼり場」になることを危惧したからである。とはいっても，やんちゃな生徒たちが休み時間カウンセリングを利用するはずもない。利用のなさに危機感を持ち，くだけた文章でカウンセラー便りを出すものの，誰も読んだ様子がない。仕方なく，彼らがたむろしているところへ話しかけに行くというスタイルとなった。また，毎日のように警察に通っているという教員のケアが求められた。

2．学校側とのコンサルテーションの重要性

コンサルテーションとは，教員とカウンセラーという異なる専門性を持った専門家の話し合いである。スクールカウンセラーが学校の先生を指導するのではなくて，お互いに違う視点から知恵を出し合って一緒に子どもの指導・援助について考えるのが，コンサルテーションである。

コンサルテーションの種類は大まかに2種類ある。1つ目は，カウンセリング室で面接を受けている生徒のケースで，担任や親側と連携が必要なものを協議するということである。2つ目には，担任がクラスの中で行き詰まった感覚を持っている生徒について協議するというものである。実際に求められるコン

サルテーションの件数は，後者のほうが多い。よって，これをどうやって効果的に進めるかというテクニックが必要となる。このテクニックとしては，短期／家族療法の視点が非常に重要となる。クライアントを取り囲む家族システムなどを，そのまま学校システムに応用すればよいからである。

3．担任・親・スクールカウンセラーのコンサルテーションで不登校が短期間に改善した事例

　ここでは，地方の進学校において短期／家族療法の視点から行われたコンサルテーションの結果，本児に一度も会うことなく3か月で毎日の登校という改善をもたらした事例を紹介する。

　対象児は由紀ちゃん（仮名），17歳，高校2年生。家族構成は父親（別居中），母親（専業主婦），本人の3人家族である。高校1年生の夏休み直後から不登校となる。以後試験は保健室で受け，進級に最低限の出席だけ保健室登校していた。しかし，2年生になってから保健室にも登校せず，このままでは3年次への進級が危うい状況であった。現在8月末。筆者は今年度から新しくカウンセラーとして赴任したという状況である。筆者が行ったのは短期／家族療法による面接である。スクールカウンセラーの勤務が2週に1回だったということから，母親との面接はすべて2週間おきである。このケースは2か月半後に終了した。

担任とのコンサルテーション

　このケースについては，担任から本人と母親の面接をやってほしいと依頼された。事前に担任からの情報収集を行った。担任によると，由紀ちゃんは地味な感じのまじめそうな生徒だったという。1年次に登校しなくなったときに本人に理由を聞いたところ，相性の合う友達がいないからという答えが返ってきた。学校に行かなくてはならないとは思っているものの，朝登校しようとすると腹痛を催すということであった。出席日数がこのままだと足りないということから，保健室登校を促しているものの登校しない。しかし，本人は進級できないのは絶対にいやであり，退学もしたくないと述べている。

　父親は教員で，現在アパートに一人暮らししている。表向きは勤め先が遠方

のためということになっているが，十分に自宅から通勤可能な距離である。母親は専業主婦。夫婦間に不和があるようである。

担任は熱心な教員であり，毎日朝本人に電話をしては当日の授業の科目を教えたり，雑談をしたり，本人が学校に通いやすいような配慮を頻繁に行っていた。本人も担任と話をすることは非常に楽しんでおり，前の日にしたことなどおしゃべりするという。登校はしていないものの，担任との交流はうまくいっているようであった。担任はこれまで無理に登校を促すようなアプローチはとっていなかったものの，進級が危ぶまれる事態となり，カウンセラーに相談してきたという。まず，筆者はこれまでの担任の努力をコンプリメントすることに時間を使った。また，さらに詳細な情報を取るよう努力した。

第1回面接

本人も来る予定であったが，腹痛のため来られなかった。母親は地味でおっとりしているという印象。通常このようなケースでは，母親が積極的に話すことが多いのであるが，常にカウンセラーが問いかけるまでは黙っている。

どんなことが起こったら，ここに来てよかったと思いますか？というスターティング・クエスチョンには「そりゃあもう，学校に行くようになってくれれば」という答え。一番困っていることは？という問いに対して，母親は「父親がたまに週末に帰ってきて，不登校のことで頭ごなしに怒鳴ること」と述べる。そうすると由紀ちゃんは不安定になり，腹痛がひどくなったり泣きじゃくったりするそうである。それに対してどう対処しているのか，という質問に母親は，娘を必死で慰め共感を示し，「お父さんはひどいねえ」と背中をさすってやるという。

父親に対して母親が意見することはないのか？という問いに対しては，「言っても倍にして言われるだけだし，怖いんです。とにかく」と述べる。父親が一人でアパート暮らしをしていることに対しては，そうしつづけてほしい様子で，逆にたまに週末家に帰ってくるのが不満な様子。家にいても話すことはまったくしないという。両親の関係の亀裂が浮き彫りになる。

これまで例外的に娘が学校に行った日はなかったかという問いに対して，父親がひどく怒鳴った日の翌日とその次の日に学校に行ったことがあるという。しかし，母親がその話をする際には，どんなに父親がひどいかという文脈で話

をしていた。母親が娘に登校を促すことはないのかという問いに対して、本人が行こうと頑張っていても行けないものはしょうがない、という。登校を促すのはほとんど父親である。不登校の話題に関しても、〈父親〉VS〈由紀ちゃんと母親〉という構図になっている。

生活リズムはどうなのか？という質問に対して、朝起きられる日と起きられない日があるという答えだったので、今回はこの問題に関する観察課題とした。

> **介入課題**
> 起きられる日と起きられない日は、前の日のことなど、どんなことが異なっていたかなど観察してくること。

第2回面接

スクールカウンセラーの勤務日が隔週であるため、2週間後の面接となる。以後面接はすべて隔週である。短期／家族療法は情報収集を非常に重視するので、筆者は今回も情報収集をメインに据えることにする。その方針を担任に伝えたところ、同席したいという申し出があったので母親の了承を取り同席面接とする。この担任は、由紀ちゃんに毎日電話をするなど、この家族にとって重要な人物であることを考慮した。

まず前回の介入課題の結果について聞くと、父親が戻ってくる週末の土曜日ごろに起きられなくなるという。父親が「最近どうなんだ？」とドア越しに声をかけようとしただけで、「来ないで！　放っておいて‼」とパニック状態になるという。そうすると、父親は逆上し娘を怒鳴りつけるという。

それについて、母親がどのような対応をしているか聞いたところ、父親が怖いので娘の近くに父親がいなくなったところではじめて近寄り、かわいそうになどの言葉かけをするそうである。家庭内にはっきりと、〈父親〉VS〈母親＆娘〉という構図ができている。母親にいつから父親を娘ともども嫌うようになったのかストレートに質問したところ、以下のような答えが返ってきた。結婚当初から父親方の母、つまり姑と同居し始めたが、その姑から壮絶ないじめを受けた。そのことを夫である父親に相談すると、「お前が悪い」と怒鳴られ殴られ、ついには外に出されたという。母親は娘を抱きしめ、自分の不運を嘆い

たそうである。しかし，経済的な支えがないため離婚には踏み切れなかったということを，泣きながら話した。カウンセラーは同情する気持ちに思わず埋没しそうになったが，隣を見ると担任がすすり泣きしていたので我に返った。

カウンセラーはまず，そんな中でもよくやってきたということをコンプリメントすることに時間をかけた。そして「姑が亡くなった現在，父親を家にいづらくさせるようにふるまってしまうことは，せめてもの仕返しの気持ちなのですね？」と聞くと，「本当にそのとおりです」との返事であった。ここで時間が来たので終了となった。

カウンセラーは最後に，母親から見てそんなにひどい父親でも，怒鳴った次の日には登校したことがあったということから，子どもに与える影響は大きいということに言及した。今後由紀ちゃんの不登校を治すには父親を利用することが近道かもしれないとのべると，母親は「そうなのかもしれませんね」と述べる。そして，父親との面接をしてよいかどうか聞いたところ，自分が顔を合わせるのはいやだが，カウンセラーや学校関係者が会うのはかまわないと述べた。

担任との再コンサルテーション

その後担任との話し合いを設け，父親をも含めた家族療法を提案した。目的は，父親側からコミュニケーションのパターンを変化させる可能性を探ることである。しかし，父親の知り合いが本校にいるため，プライドの高い父親は絶対に学校には来ないだろうという状況であった。そこで，担任に父親と連絡をとってもらいどういう方法なら可能かどうか聞いてもらうことにした。

その後担任から連絡があり，父親が遠く離れた喫茶店で担任とのみ会うのなら了承したということであった。父親のプライドの高さを考え，合う時間のほとんどをコンプリメントに費やし，まずは担任とのラポール作りを構築することを提案した。このような状況の中で娘の不登校を本当に心配していること，そして何回かでも登校させるような影響力を持っているということをコンプリメントの主軸とすることが話し合われた。

また，できたら父親から母親と娘のいいところを聞き出して，それをフィードバックできるようにすることと，自宅に帰ったときに娘に登校を促すのはいいが声は荒げないことを提案することが話し合われた。

担任と父親の話し合い

担任から父親との話し合いの連絡が入った。担任は，母親や父親の知り合いから父親がわけのわからない人物だという評判を聞いていたため，おっかなびっくりであったというが，予想に反していい話し合いができたという。

父親は「先生からは厳しくとがめられると思っていたのに，私の気持ちを汲んでくれるのですね。まさかほめていただけるとは思いもよりませんでした」といって涙ぐんだという。そして，本当に娘のことを心配していること，できることなら何でもやりたいが，それがことごとく裏目に出ていることを話した。

夫婦関係のことについて，妻が自分に恨みの気持ちを持っていることはわかっているが，言いたいことがあるなら直接言ってくれればいいのに，と思っていると述べた。娘と妻のいいところについては，考え考えいくつか出したという。

カウンセラーは，担任が非常にうまく父親とコミュニケーションを取ったことに対して，敬意の念を表した。

担任と由紀ちゃんの電話

担任は，父親が述べていた由紀ちゃんのいいところを，早速いつも行っている電話でフィードバックした。担任は，拒否的な反応が返ってきたらどうしようと思っていたが，以外にも「お父さんそんなこといってたんだ……」と考え込み，肯定的な感触であったという。

第3回面接

第2回面接から2週間後。母親と担任と合同面接。担任が父親と会った報告をした。父親が母親について話していた"良いところ"を報告すると，母親は複雑な表情を浮かべる。しかし，その後確実に父親を責めるトーンは低減した。そこで，カウンセラーは娘から見て，不登校について母親と父親の意見が一致しているように見えるということの重要性を述べた。娘から見てそう見えればいいのである。

> **介入課題**
> 　父親が娘に学校に行くように話し，父親が退室した後，娘が機嫌を悪くしているときに，母親が部屋に入り（これまでは父親の悪口を二人で言っていたのであるが）「お父さんの言うこともももっともだよ」と父親の肩を持つように演技する。

　この介入を聞いた母親は，「そういうことも大事なのかもしれませんね」とため息をつく。カウンセラーは課題が母親にとってストレスフルであることに理解を示し，そのストレスを発散する必要があると述べた。どうしたら発散できますか？と聞いたところ，母親は，「父親をフライパンで思いっきり殴れたらいいですね」といって笑う。たまっているもやもやをぶつけたいのだという。担任が，直接話し合ってみてはどうかと提案したところ，顔を合わせると怖くていえないという。

　カウンセラーは，若島（2001c）の問題−相互作用モデル（PIM）を説明した。葛藤的会話をするにはインタラクション・レベルを下げるといいということである。そして手紙にこれまでの文句を書いて父親に渡し，今読まずにアパートに行ってから読むように頼むことを提案した。母親が，それを読んで父親が逆上したらどうしようと心配するので，カウンセラーは手紙の最後にちょっとだけ感謝していることなどを書くのもいいのではないか，と提案すると，感謝するところなどないといって笑う。カウンセラーが「でっち上げるしかありませんね」というと，母親爆笑。

担任とのコンサルテーション

　担任から父親に電話をかけてもらい，母親から手紙を受け取ってもあまり怒らないように根回しするように依頼した。担任は，「根回しは会議で慣れてますから任せてください」とのことであった。父親には，今家が冷え冷えとしているのは，母親が長年の感情を胸にためているからであるということ，それを手紙という形で発散することに意義があるということを担任から説得してもらった。

第4回面接

　担任は会議中につき，母親のみの面接。先週の週末課題をやってみたところ，

月曜日と火曜日に登校したという。母親は早退してもいいと言ったが最後まで出たという。手紙も書いて父親に渡した。長いうらみの手紙になったが，父親から怒りの電話など来なかったのが不思議であるという。どんな気持ちになりましたか？と聞いたところ，「すっきりした部分もほんの少しだけある。まだ夫を恨んでいるが，このままいがみ合った状態を娘に見せつづけていてもいけないのかもしれないと思った」という。娘の登校については，またすぐに行かなくなるのではないかと述べる。介入は前回と同じ。

第5回面接

　由紀ちゃんは，2週間の間に6日間登校した。母親も驚いているがまたすぐ行かなくなるのではないかと心配している。カウンセラーは母親がやりにくい介入課題を行ったことをコンプリメント。母親は夫が週末帰ってきたときに手紙のことで叱られるのではないかと思ったが，予想に反して「君がこんなに大変な思いをしていたとは思わなかったよ」といわれた。母親はびっくりしたという。介入は前回と同じ。

第6回面接

　この日は，予約がいっぱいであったため電話で様子を聞いた。由紀ちゃんはテストも全部受け，2週間の間1日しか休まなかった。カウンセラーは母親の頑張りをコンプリメントし，良い担任にめぐり合えたことを強調した。母親は感謝していると述べ，父親のこともまだ許せないが離婚するわけにもいかないので前向きに考えていくと述べた。今回で面接を終了することで了解した。

4．担任とのコンサルテーションと共同作業

　この事例では，不登校の話題について家族境界を明白にすることを心がけた。そこで重要であったのが，「娘の前でだけ，父親の肩を持つ演技をする」という"演技"の課題である。もし，演技という文脈がなければ母親は同調できなかっただろう。しかしこの文脈も，父親とのコミュニケーションの変化に支えられたものであった。

　特記すべきことは，この事例がカウンセラーと担任の共同作業であったとい

うことである。父親と会っているのは、すべて担任である。担任の努力とスキルがなければこの事例の成功はなかった。直接の家族の会話はないものの、担任を通して間接的にコミュニケートすることで次第に氷が溶け出していったように思う。その土台として、担任がいつも由紀ちゃんに電話してラポールを取っていたことも重要な要素であった。

　このように全体としてカウンセラーが方法を出し、担任が家族とのコミュニケーションを援助するという方針はこのケースでは非常にうまくいった。カウンセラー側は、担任などと連携を組む際には基本的にはコンプリメントを重視し相手の得意なことを引き出すようにする姿勢が非常に重要である。事実お互いに連絡を取りお互いの成果をほめあいながらの担任との連携は、非常に楽しかった。こちらが楽しいと思ったということは、担任もそう思った可能性が高いと思う。この事例は半年後にフォローアップを行い、ほぼ毎日登校していることが確認された。

5．精神障害を呈した生徒の病院への紹介と 学校側とのコンサルテーション

　スクールカウンセラーの重要な使命の一つとして、重篤な精神障害の早期発見が挙げられる。例えば精神分裂病のあるタイプは16歳から22歳ほどの時期に発症することで知られている。早い発症であれば中学の時点で発症する可能性がある。分裂病発症率は人口の1パーセント前後という研究発表もあり、これは決して少ない数ではない。

　病院に紹介するというとカウンセリングを放棄したような印象を持つカウンセラーも多いと思う。しかし急性のうつ症状や急性の分裂病症状が出ているとき、カウンセリングには限界があるということを認識しなければならない。つまり、症状が出ているときというのは人と話すということすら困難な状態であるからだ。あくまでもカウンセリングのみで抱えようとする姿勢はこの生徒の将来、学校への影響を考えると一概に良いとはいいきれない。また現在、効果的な薬も開発されており、早期発見により予後の良いケースが多々ある。

　筆者は精神科・心療内科に心理士として勤務していた経験から、学校とのコンサルテーションを重視した病院への引き継ぎを紹介していきたい。

6．精神分裂病が疑われた高1男子生徒への対応

　I君は定時制高校1年生。家族構成員，父，母，弟，妹，父方の祖父母。父親は厳格，母親は世話好きという印象。カウンセラーへは担任が紹介した。I君が近頃急激に成績が下がっていること，友達とも話さなくなっていること，休み時間のたびに保健室に行き，中間テストも保健室で受けたいと申し出てきたことを心配して，という理由であった。

担任・養護教諭との事前コンサルテーション

　担任によると，入学した当初は，中学より引き続いた友達が多く，非常に明るく活発な印象だった。リーダータイプであるという印象もあった。しかし夏休み明けより急に態度が変わり，休み時間一人でいることが多くなった。そのうち保健室に逃げるように駆け込むようになったということである。

　担任によると，カウンセラーのところに紹介する前に，彼の友達にもう少し休み時間なども一緒にいてやったらどうだ，と話したという。すると友達いわく，自分たちが避けているのではなくて，彼から避けられているような気がする，中学校のときや一学期には非常に仲がよかったので，その延長で話しかけても無視されるとのこと。理由はわからないが，自分たちが嫌いなのではないかと話したという。担任は，それでも休み時間話しかけてやってくれと対応した。

　養護教諭によると，夏休みが終わってからちょくちょく保健室に来るようになり，「どうしたの？」と声がけすると，「疲れた」という返事が返ってきたという。そして，本当に疲れ果てているような口調，表情であったと述べる。最近は，休み時間ごとに保健室に来ては倒れるようにベッドに身を投げ，チャイムがなると教室に帰っていく。養護教諭も困惑し，「ベッドは具合の悪い人が使うところだから，毎休み時間ごとに寝に来るような利用の仕方はしないように」と説得した。しかし，聞いているのか聞いていないのかわからないような感じで，返事もなく，また同じことが起こるという。

　親の対応を担任に聞いた。担任も親に成績の急降下のことで連絡を取っていた。父親はI君が怠けていると感じていた。そして，「このまま勉強せずに成績が落ちるといい就職口には推薦してもらえない。どうせなら，今すぐに高校

を辞めて働け！」と怒鳴ったという。父親は会社員だが非常に仕事熱心，まじめで厳格であり，きちんとしているという印象。父親は母親に対し，「おまえに教育は任せてあるんだ，おまえの責任だ！」と叱責していたという。

母親は，父親には面と向かっては言えないというが，I君が家族とも話さなくなったこと，表情が暗いこと，部屋にこもりがちなことを非常に心配していた。そして，その原因として，学校でいじめなどがあるのではないかと疑っていたという（それが，友達に対する担任の対応と結びついた）。

ひととおり状況を把握した後に特に聞き取りを行ったことは，彼に話しかけたときの反応である。人によってあまり違いはなく，話しかけてもあまり反応がない，彼の述べることは難しくてわからない，それに彼はすぐ疲れたといってその場を去ってしまうとのことであった。

このような場合の選択肢は，精神分裂症状，うつ症状，そしてストレス症状や悩みなどの3つである。しかし，この聞き取りの後彼に会うことになっていたが，この時点ですでに精神疾患的症状，特に精神分裂病的症状ではないかという疑いの念を持っていた。理由は以下に述べる。

理由1：入学当初は活発で明るく，友達も多いリーダータイプであったのに，夏休み明けから人格的な変容が起こっている。それも，急激な人格変容であるということ。
理由2：人と関わるのを避けるということ。しかも，友人が話しかけても無視する，返事をしないなど刺激を避けているかのような対応であるということ。しかも，日によって必要最低限の返事もしないということである。

本人との面接

彼一人で面接室にやってきた。緊張したような面持ち。しかし拒否的な雰囲気ではない。しかし硬い顔つきをしている。思いつめたような張り詰めたような顔である。人と話すのが苦痛であることを淡々と話した。また夜眠れないことや，父親に，「怠け者！　高校を中退して働け！」といわれたことに対し，父親の言うことはもっともだがつらかったと話した。話している最中，カウンセラーはある異変に気づいた。脂汗が彼の額からたれているのである。「すごい汗だよ，疲れるの？」と聞いたところ，「目の前に鋭い槍の刃をイメージし

ないと質問に答えられない，集中できない」と述べた。

　一般的にうつ症状や精神分裂的症状があると，少し話すだけでひどい疲労感に襲われ，カウンセリングを受けてもかえって疲れた，悪くなった気がすると訴えるものが多い。カウンセラーとしての腕が悪いのかと心配する前に，もしかしたらと疑ってみる必要がある。
　精神分裂病の症状があると集中しづらいため，質問とずれた答えをしたり，何を質問されているのかわからないということが起こる。本事例では，集中するために槍をイメージしなければならず，脂汗が浮くという状態になったのだろう。
　分裂的症状と判断するためには幻聴幻覚のチェックがかかせないが，それまでのやり取りで，もしかしたら，と疑う枠組みを持っていないとこのような質問ができないものである。
　「部屋の中に，人がいて自分の噂をしていたり，あるはずのないものがあったり，電柱の影から自分の悪口が聞こえるとかそういうことってない？」
　「あります。部屋の中に本当は壁しかないところに巨大なグロテスクなサボテンがあって，いつも形を変えているんです。でも自分はそんなものは存在しないってわかってるんだけど，やっぱりあるのかもって思うこともあります。あと，父親に怒られた次の日くらいから頭の中に『お前は怠け者なんだよ』とか『勉強しろ』とか『就職はどうするんだ』とか言う声が聞こえてくるんです。聞こえないように布団をかぶっても，聞こえてきて怖いです」。
　以上のことを，途切れ途切れになりながら汗をたらしながら述べた。
　「先生はこれまで，君みたいな症状の人をたくさん見たことがあるんだ。別に，君は怠け者なんかじゃないと思う。君の年齢に起こりやすいんだけど脳内の神経物質が増え過ぎるという病気があって，それじゃないかなーと疑ってる。でも，お医者さんのところに行かないと私にはわからない。でももしその病気だったら，今すごくいい薬が開発されているからそれを飲んで休めば改善することが多いんだよ。今日はもう授業に出ずに家に帰ってねるか，保健室で休むかして帰ったほうがいいよ」。
　「わかりました」。疲労の極限といった様子であった。

学校側責任者（担任・養護教諭・教頭）とのコンサルテーション

　本面接のフィードバックを行った。そして，本生徒は精神科の受診が必要であること，そのためには両親への説明が不可欠であることを説明した。なぜ，この担任・養護教諭・教頭の3人を呼ぶ必要があるかというと以下の理由からである。

　学校側というのは，自分の学校の生徒が精神科を受診するということについて通常拒否感があるものである。また，スクールカウンセラーが病院への受診を勧めるということは，自分の学校の一機関が勧めるという責任を考えても，事なかれ主義になりがちである。そんな様子をカウンセラーには見せなくともである。「もう少し様子を見たら……」というような反応が出てくる。

　よって，この問題に関わる責任者全員にダイレクトに説得する必要がある。担任はいうまでもなく責任があるし，養護教諭もしくは学校の厚生委員の担当者もこのような場合必ず話が行くポジションであり，最後に教頭は学校側の代表として病院への紹介状にも名前が載る人物である。責任者全部が集うのであるから，話が早いのである。

　この学校側のメンバーに説明する手順はこのように行った。自分は医師ではないので確実な判断はできないがという前置きのもと，カウンセラーの立場としては，なるべく早く精神科に紹介したほうがいいと思っているし，もし紹介するならば紹介状も書くが，<u>さてどうしたらいいでしょう？</u>と問いかける。そして，学校側に十分議論してもらい，病院に紹介してもらおうという意見にメンバーがまとまるまで黙っている。今までの経験では，説明が十分であれば，まとまらないということはない。そのまとまった意見を受けて，次のプロセスに進む。両親への説明である。担任に両親と連絡を取ってもらう必要がある。

両親への説明

　重要なのは両親への説明である。最大の関門と言ってもいいだろう。だれしも，自分の子どもを精神科に連れて行くということに抵抗を示さないという親はいないであろうからである。絶対に自分の子どもはそんな病気ではない，怠けているだけである，と思いたいものである。

　特に精神科への紹介の場合，重要なのは父親への説明である。父親が母親の言いなりというような家庭でない限り，母親だけに説明するというのはあまり

よいやり方ではないように思う。父親は，病院へ行ったほうがいいという説明を母親から聞いたとしても，一蹴するだけであることが多いからである。

　特にこのような精神疾患と疑われる場合，家族療法的視座に立てば，父親が陣頭に立って病院などに連れて行くのがベストである。その理由は，母親が対処にあたり，それを父親に報告するという図式の場合，〈母親と子ども〉VS〈父親〉という構図になりやすいからである。母親の報告を聞いて，父親の機嫌が悪くなる→お前の育て方が悪い！という攻撃につながりやすい。これは父親の勢力が母親より強い場合に必然的に起こりうることである。

　精神疾患は，その疑いがあるというだけでも家族に大きな影響を及ぼすことを忘れてはならない。なるべく家族のダメージが少ないように，家族が協力し合って生徒を支援できるような環境を作るには，このような短期療法的視座，つまり勢力の把握，コミュニケーションの循環の把握が非常に重要である。生徒がしばらく学校を休んで自宅療養になる可能性もありうるため，自宅がストレスフルな場にならないように，気遣いが必要になる。

母親への説明

　担任に両親を呼んでもらったのであるが，父親は仕事の都合でどうしても来られないということであった。いやな予感がしたが，母親にだけ会って説明することにした。要点としては以下の4つである。①疑われる症状の説明，②もし医師にも同じく診断されるとしたらどのような治療が行われるか，③受診するとすればどこの病院がいいか，④将来の不安をできる限り取り除く，の4つである。

　①の症状の説明であるが，筆者は具体的な病名を出さないことにしている。なぜなら，一般の方が精神疾患の病名から受けるイメージはテレビ等に影響されて極端にショッキングなイメージであることがあるからである。また，診断は医師が行うものであって，カウンセラーがするものではない。

　「息子さんの症状は，これこれこういう理由で，脳内のドーパミンの過剰によって起こる脳内神経物質の障害である可能性があります。その物質を抑えるお薬を飲まなければなりませんが，その薬はこのあたりだと精神科にしかありません。精神科というとびっくりされるかもしれませんが，置いてある薬の種類の違いでしかありませんから」。つまり，社会心理学で言うところのフッ

ト・イン・ザ・ドアの技法である。ハードルを越えやすいような位置に設定するというものである。「精神分裂病の疑いがあるから精神科の病院へ」と言うよりも，「脳内物質の分泌異常なので薬が必要→それがあるのは精神科の病院」と言うほうが，ショックも少なくハードルが低いように思われる。

　治療の説明であるが，まず一般の方の中には精神科と聞くと，かなりゆがんだイメージを持っている方もいる。しかし病院に勤務したことがあると，精神科というものが世間一般の人からどのようなイメージで見られているかということを忘れてしまう。このイメージのギャップについてよく熟知しておかないと，病院への抵抗を生んでしまう。

　具体的な病院名の紹介について，筆者はこれが一番重要な情報だと思っている。両親にとって精神科を自力で調べて行くということは，非常に大きなハードルとなる。親にとって少々交通が不便でも，カウンセラーに紹介されたところに行くことのほうがはるかにハードルが低く，安心感があるのである。できれば，医師の特徴を面白おかしく親近感を抱くように話せればベターである。

　スクールカウンセラーは，日ごろから地域にどのような病院があるか，評判のいい病院はどこかについて調べておく必要がある。稀に学校によっては，公的機関であるためなるべく公的機関の病院を紹介してほしい，というようなところもある。しかし，筆者はたとえ小さな私立クリニックであっても信頼できる医師に紹介したほうがいいと考えている。

　将来の不安をできる限り取り除くということについてであるが，親が持つ不安は大まかに2種類ある。1つ目は，"治るかどうか"である。このような質問をされたときはこう答えるようにしている。「医師ではないのでよくわかりませんが，早期治療を行えば，そうでないのに比べてかなり予後は良いです」。2つ目は，"精神科を受診すると将来就職などにひびくのではないか"という心配である。この問題に関して，学校などに出す書類に，就職先がそこまで調べるかどうかはわからないが，今ほとんどの医師が将来に対する配慮をするようである，ということを説明する。

　以上のことを，相手の反応や質問にあわせて話し合っていくのであるが，理性的に対応してくれる親はまず少数である。多くの場合，こちらの応答と文脈がずれることを話しつづけることが多い。例えば，「うちの子は昔から友達が多かったんです」等である。このようなときの親は冷静に見えても，少々パニ

ック状態になっていると考えたほうがよい。自分の子どもを精神科に行くように説得される親の気持ちはどれほどのものであろうか。混乱するのは無理もない話である。このような場合，短期療法で，非常に重視されるコンプリメントという技法を使用するとパニック状態に陥った親を少々安定させる効果は非常に大きい。こちらの言っていることと関係のないことを綿々と話しつづける場合，繰り返しコンプリメントを続け，話が通るようになるのをじっくりと待つ。

父親への説得

　さて先ほどの事例であるが，母親は次の日にでも病院に連れて行くと述べて帰っていった。しかし，これだけでは終わらなかった。筆者が自宅に帰ると，担任から電話があり，父親が興奮して電話をかけてきたから対応してくれないかという主旨であった。やはり，と思いながら生徒の自宅に電話をかける。母親が出て，「申し訳ありません，いくら話してもわかってくれずに，あいつは怠けているだけなんだ！って……」。そこで，父親に代わってもらう。
　「ええぇ!?　カウンセラーだかカモノハシだか知らんけどヨ。あいつはだから，怠けてるんだよオ。その証拠に高校受験はちゃんとやったよ。ええっ!?　この間厳しく怒ったけど，今度は2，3発ぶんなぐってやんなきゃなんねえ。……病院なんかにやったら怠ける口実を作ってやるだけなんだよ!!!」
　父親が一息つくまで黙って聞くだけ聞いて，コンプリメントをはじめる。
　「息子さんは，お父さんに言われたことが身にしみたとおっしゃっていました。そして，それができない自分がふがいないとも。その様子から，お父さんのことを尊敬しているんだということがひしひしと伝わってきました。すごくいいお父さんなんだねえ，といっていたところなんですよ」。途中から少々脚色が入っていたが，これが父親を少しずつ鎮静させる効果があった。
　筆者と落ち着いて話せるようになるまでに，6回ほど上記のようなコンプリメントを繰り返した。その後，「いや，おれは別にいい父親ってわけじゃないんだけどよ。ちゃんと考えてはやってるつもりなんだよ。そっかー。聞いてるか聞いてねえかわかんなくていらついたけど，聞いてたのか。なに？　俺のこと尊敬してるって？」。口調がだんだん穏やかになってきた。その後，上記の手順を踏まえてじっくり説明し，父親のやり方は決して間違っておらず，息子の状態がよくなったらまたそのやり方でいいのであるということを説明した。

その結果,「よし, 俺が仕事を休んで明日連れて行く」ということになったのであった。

このケースはやはり精神分裂病と診断され, 1か月学校を休んで自宅療法をしていた。3か月後にフォローアップを行ったところ, まだ薬は飲みつづけているものの毎日登校し, あまり保健室に来ることもなくなり, 友達とは多少話すようになった。また, 当初のような顔面のこわばりはなくなり表情が和らいだという。親も医師と病院の心理士との連携のもと, 安心して見守っているということであった。

7. 守秘義務の問題

どのスクールカウンセラーも, 守秘義務と周囲とのコンサルテーションの必要性との板ばさみになることが非常に多い。問題行動が重篤なケースほど, 学校側, 特に担任は情報提供を望むものである。かたくなに守秘義務に縛られてしまうと, コンサルテーションによって得られる担任からの有効な働きかけの機会が奪われてしまうし, 担任から不信感を持たれてしまう場合も多い。また, 面接に来ている時間を公欠(公的欠席)扱いとするかどうかにおいても, 学校側への説明の必要が生じる。

いま, スクールカウンセラーの間でも最も議論が紛糾している事項であるが, 筆者はこの問題について暫定的に以下のように対処することにしている。欠席扱いするかどうかについての決定権をカウンセラー側に持たせてもらう。そして, 非常に重篤なケースであり, 担任や養護教員とのコンサルテーションが不可欠であるという判断を行ったときにのみ, 相談に来ている生徒に次のように持ちかける。①この時間を公欠扱いにするためには, おおよその概要を担任に知らせる必要がある。②もちろん概要だけで十分であるから, 例えば「彼氏の問題」というのを,「友達の問題」に言い換えたりするのは自由である。

というようなことを説明すると, 担任に知らせることに同意するケースが多かった。学校によって, 生徒の特徴は大幅に異なるであろうが, 意外と出席になるか欠席になるかということについてはシビアに考えるケースが多いようである。筆者は上記のような方法で担任への報告を承諾してもらっていたが, どの学校の生徒にも断られたことはない。

この方法では，本人の承諾済みで担任との連携を取ることができるため，のちのち良い結果を生むことが多い。逆に，守秘義務一点張りで重篤なケースを担任などとコンサルテーションを行わない場合，担任からの不信感を招くことになるばかりではなく，ケースが進んでどうしても親との面接が必要になるときなどに困惑する状況が生まれることがある。

8．最後に

短期／家族療法は，言い方を変えると「コンサルテーション療法」と言ってもいいほど，主眼は本人を取り囲む周囲の人間の調整を重視する。そして，それを成功させる技法を多く持ち合わせている。本章の2事例ではざっと挙げただけでも，コンプリメント，サーキュラー・クエスチョン，家族境界の線引きなど，たくさんの技法に支えられている（参考として，若島・長谷川，2000）。スクールカウンセリングにおいて筆者の持つ成功事例は，ほとんどがこの多くの技法によって支えられていることを痛感している。

あとがき

　昨年，コラボレーティヴ・アプローチで有名なガルベストンのハーレン・アンダーソン（Harlene Anderson）のワークショップに出て，私は，彼女が彼女の述べるポストモダンの姿勢を体現していることに感激しました。しかしながら，効果という点では非常に疑問を持っております。セラピストのイデオロギー先行だからです。

　セラピストの好みや思想と心理療法はある程度，独立のものであることは必要なことでしょう。

　例えば，こう考えるわけです。外科医は手術，すなわち外科治療が好きなのだろうか？　そういう人も稀にいるかもしれませんが，実際には現在の科学において最も役に立つ方法であるからそのような方法を選ぶのでしょう。

　心理的援助はクライアントを理解したり，分析したりすることはあくまでも手段であるということを忘れてはいけないと思います。クライアントにそっと尋ねてみればすぐにわかることですが，その目標は問題の解決であり，症状の軽減であり，比喩的に言えば泣いている顔が笑い顔に変化することです。ある療法に対するこだわりや思想，イデオロギーにとらわれることは倫理的に最も問題であると言えるでしょう。

　また，レーザーメスがある現在において，慣れているからという理由で，あるいは好みであるからという理由で，のこぎりで手術をすることも倫理感に欠けます。残念ながら臨床心理の世界ではこうした横暴がまかり通っているのです。

　ここで紹介した方法は絶対的なものではなく，その臨床上の工夫を紹介したいということに尽きます。表だけでなく裏だけでもない，指示だけでなく非指示だけでもない，モダニズムだけでなくポストモダニズムだけでもない，理性だけでなく感性だけでもない，また単なる折衷ではなく複眼視によりボーナスを得る！「楕円」の心理療法です。つまり，初期の日本のブリーフセラピスト

の考え方を受け継ぎ，私たちは何でもやるのです。
　なお，本書でとりあげた事例は，プライバシーに配慮し，主旨を変えない程度に改変していることを付け加えておきます。
　　2002年1月

若島孔文

用語解説

ウィークランド, J. H.
コーネル大学で化学エンジニアの教育を受け，その後，コロンビア大学大学院，ベネディクト，ミード，ベイトソンに師事した臨床文化人類学者と中国学者の道を歩む。ちなみに彼の夫人は中国人芸術家である。95年7月没。

ウェルフォームド・ゴール
具体的・明確に定義された問題解決後の状態のこと。

オリエンテーション・クエスチョン
問題解決の各段階や解決に役立ったクライアントの資源や知識について，それらの詳細を明らかにし，将来のためや他者のために役立つように明確化を促す質問。別項の「ユニーク・アカウント・クエスチョン」とともに，ホワイトやエプストンらのナラティヴ・モデルで使用される。例）「問題解決したあなたの能力を振り返ったとき，将来最も役立ちそうなのはどの能力ですか？」「あなたの問題解決のノウハウを本にし，将来困ったときにその本を読んだら，どんなアドバイスが書かれていますか？」「あなたと同じような問題を抱えた人があなたのところに相談に来たら，どうやって援助しますか？」

家族境界線
構造派家族療法では，家族成員同士の結びつきの強さを「境界」というメタファーで表現する。境界が曖昧すぎたり強固すぎたりすることは問題であると考えられ，前者の場合には境界を明確にするためのアプローチがなされる。これを家族境界の線引きという。

偽解決
クライアントや周囲の人々が試みてきた，十分な効果がなかった解決方法のこと。MRIアプローチにおける，最重要な概念の一つ。「試みられた解決，解決努力」とも訳される。

偽相互性
ウィンは，家族の偽相互性を「関係を持った人間同士のそれぞれの同一性の分化を犠牲にして密着状態の中へと徹底的に没入すること」とし，以下の4つの性質によって特徴づけられると述べている。①役割構造の普遍性，②役割構造が望ましく適切なものであるという主張，③この役割構造からの独立に対する強い憂慮，④自発性，ユーモア，そして活気の欠如。ボーエンの言う融合に近い概念である。

go slow アプローチ
クライアントらの問題に改善が見られたり，クライアントが解決を急いだりするときに，「ゆっくり改善してくこと」を提案すること。短期療法や家族療法，ナラティヴ・モデルなどでよく使われる。

コーピング・クエスチョン
「そのような深刻な問題に対してこれまで何とかやって来られたのはどうしてですか？」といった，問題に対する有効な対処に対する気づきを促す質問。

ごまかし
レインはごまかしを「一人の人間が，自分の安全にとって必要な何らかの変化

を，他の人間のうちにもひきおこそうと努めること」と定義している。

コラボレーション
セラピストとクライアントが共に協調しあって会話や話し合いを進めていくこと。一般的には「共同，協力，共同製作」と訳され，家族療法の領域では「共働，協働」と訳されることがある。セラピストがクライアントより専門的・優越的である姿勢を嫌うポストモダン・アプローチ（特に協働的言語システムアプローチ）の人々が，セラピストとクライアントの平等性を強調するため，この言葉を使用することが多い。

コンプリメント
クライアントとのジョイニングのために，または介入の提案をする直前にクライアントの長所に焦点を当てた話題を行うこと。

サーキュラー・クエスチョン（円環的質問法）
「……について，Aさんはどのように考えていると思いますか」とBさんに尋ねることで，BさんがAさんをどのように捉えているか理解することができる。また，他人の視点から問題を眺めることを促す介入としての意味もある。

サティア, V.
シカゴ大学出身でフランツ・アレキサンダーに師事したソーシャルワーカー。1967年『合同家族療法』出版。家族問題の平易な解説書『人間づくりの場としての家庭』はペーパーバックになる前に10万部も売れるという好評を得て家族療法の大衆への啓蒙に一役買った。人間主義的心理学の立場をとるサティアはヒューマンポテンシャル運動に共鳴しビッグサーのエサレン研究所の指導者の一人として活躍するようになる。

サブセラピスト
一般的なカウンセリングではセラピスト（TH）は1人でクライアントに接するが，家族療法の流れを汲む短期療法ではTHが2名で担当することも多い。この際，メインのTHに対してサブ的な立場にあるTHをサブセラピストと呼ぶ。

ジョイニング
家族の持つ言語的・非言語的特徴をセラピストが同様に用いることで，家族システムにスムーズに参加する技法のこと。

スケーリング・クエスチョン
現在の状態の数量化を促す質問。例えば「今まで一番状態が問題がひどかったときを0として，何とかやってゆけるかなという状態を10とすると現在の状態は何点ですか？」。この質問により，クライアントは自分の状態をある程度客観的に把握することができると同時に，この質問の後に，点数の内訳を尋ねることでクライアントのリソースに気づきを促したり，「もう1点だけ点数が上がるとしたらどんな変化が見られると思いますか？」という質問により次のステップを明確化することが可能となる。

スターティング・クエスチョン
面接を開始する際にセラピストが発する質問。「今日面接にいらっしゃってどんなことが起これば面接に来て良かったなぁと思われるでしょうか？」。この質問法によって，クライアントは問題の解決像を話しながら，セラピストは問題を知ることが可能となる。

スプリッティング

家族療法では，セラピストの他に治療チームが面接室の背後に控えているが，セラピストとチームとが戦略的に相異なる提案，意見の表明などをクライアントに対して行うこと。これによりクライアントがどちらの提案を受け入れたとしても，セラピストもしくは治療チームの提案を受け入れたことになる。

相称性

ベイトソンが提唱した，二者関係における「分裂生成（schismogenesis）」の形の一つ。一方の行動が他方の同じ行動を促進し，エスカレートしていく関係のことを言う。ちなみに分裂生成のもう一つの形として相補性がある。

ソリューショントーク

BFTCによる解決焦点アプローチによる面接方法であり，文字どおり面接において解決を構築してゆくというスタンスをとる面接方法。具体的にはスターティング・クエスチョン，スケーリング・クエスチョン，ミラクル・クエスチョンなどの質問により達成される。

第一次変化と第二次変化

MRIの第一次変化および第二次変化という言葉はアシュビー（Ashby, W.）の変化の二階層モデルより引用されたものである。第一次変化とは小変動に対する修正反応であり，例としてサーモスタットによる修正があげられている。また第二次変化は環境システムの急激な変化への反応として基本的枠組みを変えることであり，例としてサーモスタットの設定温度の修正があげられている。すなわち自己制御性，第一次変化，第一次サイバネティクスはほぼ同一の概念であるし，同様に自己組織性，第二次変化，第二次サイバネティクスも同様の概念である。ちなみにシステムの自己組織性は，プリゴジンらによって精力的に進められた。

ダブルバインド（二重拘束）仮説

ベイトソンによって，1956年にミシガン大学メンタルヘルス研究所から発刊されていた『行動科学（Behavior Science）』誌に発表された論文「精神分裂症の理論化に向けて（Towards a Theory of Schizophrenia）」としてまとめられた。この論文の中心は広く知られているダブルバインド（二重拘束）仮説であり，以下の6つの条件によって分裂病が形成されるとするものである。①最低2名の近親関係にある人間の存在，②二重拘束的出来事の繰り返し，③一時的ネガティブ命令，④一時的命令と，より抽象的なレベルで一時的命令と相容れない二次的ネガティブ命令，⑤被害者が二重拘束の存在する場からの逃避を禁止する三次的命令，⑥いったん被害者が現実を二重拘束的パターンで認知するようになると，前述の5条件は必要ない。

治療的二重拘束

ダブルバインド（二重拘束）の持つ「どうやっても命令から逃れられない」という性質を治療的に利用すること。例えば「症状を出してください」という症状処方の課題は，症状を出せば症状をコントロールできたという利点が得られ，症状が出せなければ症状消失という状況を作りだすことができる。

do different, do different介入

今までとは違ったことをやること，あるいは今までとは違ったことを試みてもらう方向でセラピストが介入すること。

短期療法で強調される。基本的に，MRIアプローチでは偽解決を阻止するため，セラピストらが具体的な行動を提案することが多いが，SFAでは動機付けの高いクライアントに漠然と「何か違ったことを試みてください」と提案する。

do more

問題解決のためにクライアントが努力していることのうち，うまく機能している対処法を今後も続けてもらうよう励ますこと。

ビジター・タイプ，コンプレイナント・タイプ，カスタマー・タイプ

解決志向短期療法ではクライアントとセラピストの関係を3種に分類している。ビジター・タイプは，強制的に連れてこられたようなクライアントで，相談意欲を持っていないクライアントとの関係。コンプレイナント・タイプは，自発的に来談するものの，問題や患者についての不満や不安を語るのみで自ら問題解決のために行動しようとはしていないクライアントとの関係。カスタマー・タイプは相談意欲があり，問題解決のために自ら変化する意志のあるクライアントとの関係である。

びっくり課題，びっくり！クエスチョン

「びっくり課題」は，他者をびっくりさせるための行動をするように課題を出すことであり，「びっくり！クエスチョン」は他者をびっくりさせるための行動はどんなものかを尋ねる質問のこと。これらの課題や質問によって，対人的な相互作用におけるdo differentについて考えることができる。

ファーストオーダー・サイバネティクス（FOS）とセカンドオーダー・サイバネティクス（SOS）

フォン・フォルスターによって区別された概念。FOSに基づく治療アプローチでは，観察者（治療者）がシステム（観察されたシステム）を記述するさい，そのシステムからは独立した位置からシステムを眺めることが前提となる。ゆえに治療者は面接においてシステムの情報収集，そして介入を行い，家族システムに変化を与えることを目指すこととなる。一方SOSは，サイバネティクスのサイバネティクスとも呼ばれ，これに基づくアプローチでは観察者（治療者）と家族システムは独立ではあり得ないとし，治療者を含んだ治療場面での会話が重要視される。ちなみにマルヤマ（Maruyama, 1963）の提示した概念である，逸脱減少のフィードバックを指す第一（ファースト）サイバネティクスと逸脱増幅のフィードバックを指す第二（セカンド）サイバネティクスとは異なる。

フォローアップ

一連のカウンセリングの終結後，クライアントの状態や経過を知るために行われる面接や電話連絡などのこと。終結から数か月〜1年後に行われることが多い。

フット・イン・ザ・ドア

クライアントに課題などを呈示するとき，先に簡単な課題を呈示しておいて後に難しい課題を呈示すると後者の課題も受諾される。これがフット・イン・ザ・ドア効果を利用した介入のセールス・トークである。逆に過大な課題を呈示した後で，本命の簡単な課題を呈示するのはドア・イン・ザ・フェイス効果を利用したものである。

分裂と歪み

リッツは夫婦の分裂として夫婦の役割の慢性的な不確立，実家への過剰な付着を挙げている。また歪みとしては，夫婦関係における一方の他方に対する関係の支配をあげている。このような関係は絶えざる緊張を生み，時間の経過とともに子どもに伝達され同一性の混乱が生じるという。

ヘイリー, J.

ベイトソンの影響を受けたコミュニケーションスペシャリスト。もともとはヘイリーがスタンフォード大学大学院で大衆映画の資料を使って社会交換と空想の心理学という研究を行っていた，コミュニケーションで修士課程を終えた後，同研究室研究員を経て，1950年にベイトソンがカルフォルニア州メロンパークにある退役軍人病院で始めたコミュニケーションに関する研究プロジェクトにウィークランド，フライらとともに参加する。サティアとことなりヒューマンポテンシャル運動には否定的。1963年『精神療法の戦略』，1973年『アンコモンセラピー：ミルトン・エリクソンの精神医学的技法』『家族療法の技法』『問題解決療法』を出版。また『イエスキリストの力の戦術』(1969) というユーモアの傑作も残している。

What's better?

クライアントとのセカンドコンタクト以降に，「前回にお話しさせていただいたとき以降，良かった点はどんなことですか？」とクライアントが前回以降意識していた，もしくは意識していなかった解決像を確認，焦点づけする質問。

ミラクル・クエスチョン

「もし，あなたが寝ている間に奇跡が起きて，問題がすべて解決してしまっているとしたら，あなたは朝起きたときにどんなことから奇跡が起きたことにお気づきになるでしょうか？」というような問題の解決後のイメージを語るような質問法。

メイシー会議

メイシー会議は，終戦後1946年から1952年にかけて，情報理論のノバート・ウィナー，ゲーム理論およびコンピューターの生みの親として知られるジョン・フォン・ノイマン，ウォレン・マカラックらが参加した史上初のサイバネティクスに関する学会。この会議は，2日間ずつ，10回にわたって開かれたという。ちなみに第1回会議は，ニューヨークのビークマンホテルで開催され，上記のほか，神経生理学者，精神科医社会学者など21名が招かれていた。

ユーティライゼーション

家族療法では家族やクライアントが元々持っている資源を利用する。資源（リソース）とは，言語的・非言語的，職業，文化，宗教など，家族の持つ特徴全般のことである。家族の特徴に沿った接し方や介入をすることで無用な抵抗を避けることができる。これをユーティライゼーション（利用化）という。

ユニーク・アカウント・クエスチョン

解決についての知識の説明や，その知識が発展してきた段階を明確化する質問。例）「何がこの突破口へつながったことでしょう？」「どんな準備したの？ 自分に言い聞かせたことって何？」「最初の一歩を踏み出したとき，あなた自身が

目撃したのは何？」「他に誰かこのことに気づきましたか？ もしそうなら、彼らはどんな役を果たしましたか？」「この達成までの各段階を説明してくれませんか？」「問題解決の歴史を教えてくれませんか？」

リフレーミング

フレームを変えてしまうことで意味づけを変えてしまう方法。例えば「お子さんが不登校になっていることで家族にまとまりを持たせている」といった家族ホメオスタシス的なリフレーミングは家族療法時代以来の代表的なそれの一つである。

例外

いつもなら問題が生じる場面で、問題が生じないときのこと。日常生活の中で起きている部分的な解決である。

ワツラウイック, P.

チューリッヒでユング派精神分析の訓練を受けたサイコロジスト。現在はMRIのトップとして主にヨーロッパでの研修などに力を注がれている。

One Up ポジション，One Down ポジション

対人相互作用における相対的な立場のこと。和訳すると，「一段上の立場，一段下の立場」と訳すことができる。「One Up ポジション」とは，相手との関係のある側面において，主導権を取ったり優位に立ったりすることである。他方，「One Down ポジション」とは，相手との関係のある側面において，へりくだったり服従的になったりすることである。夫婦間や親子間の関係を表現するときに使われることもあれば，セラピストとクライアントの関係を考えるときにも使われる。短期療法においては通常，セラピストが One Down ポジションを取ることが望ましいとされる。

引用文献

American Psychiatric Association (1994) *Quick reference to the diagnostic criteria from DSM-IV*. Washington. D. C.: American Psychiatric Association.［高橋三郎訳（1995）DSM-IV精神障害の診断・統計マニュアル．医学書院．］
Andersen, T. (1987) The reflecting team. *Family Process*, 26, 415-428.
Andersen, T. (1991) *The reflecting team (The reflecting processes)*. New York: W. W. Norton.［鈴木浩二監訳（2001）リフレクティング・プロセス．金剛出版．］
Anderson, H. (1997) *Conversation, language, and possibilities*. New York: Basic Books.
Anderson, H. & Goolishian, H. (1988) Human systems as linguistic system. *Family Process*, 27, 371-393.
Anderson, H. & Goolishian, H. (1992) The client is the exipert；A not-knowing approach to therapy. In McNamy & Gergen (Eds.) *Therapy as social construction*. London: Sage.［野口裕二・野村直樹訳（1997）クライアントこそ専門家である．マクナミー，S.＆ガーゲン，K. J. 編，ナラティヴ・セラピー．金剛出版．pp. 59-88.］
朝倉景樹（1995）登校拒否のエスノグラフィー．彩流社．
Bateson, G. (1979) *Mind and nature*. New York: Brockman.［佐藤良明訳（2001）精神と自然－生きた世界の認識論－（改訂版）．新思索社．］
Berg, I. K. & Miller, S. D. (1992) *Working with the problem drinker*.［斉藤学監訳（1995）飲酒問題とその解決．金剛出版．］
Berg, I. K. (1994) *Family based services*. New York: W. W. Norton.［磯貝希久子監訳（1994）家族支援ハンドブック．金剛出版．］
Brown, J. H. & Christensen, D, N. (1999) *Family therapy*；*Theory and practice* (2nd edition). CA: Brooks/Cole Publ.
Campbell, D. (1999) Family therapy and beyond. *Child Psychology and Psychiatry Review*, 4(2), 76-84.
Cecchin, G. (1987) Hypothesizing, circularity, and neutrality revisited；An invitation to curiosity. *Family Process*, 26, 405-413.
Challahan, R. J. (1999) Challahan techniques thought field therapy (CTTFT) algorithm for trauma；A reproducible experiment in psychotherapy. Paper delivered at Annual Meeting of the American Psychological Association；New York, August, 1995, Revised.
Coyne, J. C. (1976a) Depression and the response of others. *Journal of Abnormal*

Psychology, 85, 186-193.
Coyne, J. C. (1976b) Toward interpersonal description of depression. *Psychiatry*, 39, 28-40.
DeJong, P. & Berg, I. K. (1998) *Interviewing for solution*. CA: Brooks/Cole Publ. ［玉真慎子・住谷祐子訳（1998）解決のための面接技法．金剛出版．］
de Shazer, S. (1985) *Key to solution in brief therapy*. New York: W. W. Norton. ［小野直広訳（1994）短期療法 解決の鍵．金剛出版．］
de Shazer, S. (1991) *Putting difference to work*. New York: W. W. Norton. ［小森康永訳（1994）ブリーフ・セラピーを読む．金剛出版．］
de Shazer, S. (1994) Words were originally magic. New York: W. W. Norton. ［長谷川啓三監訳（2000）解決志向の言語学．法政大学出版局．］
de Shazer, S., Berg, I. K., Lipchik, E., Nunnally, E., Molner, A., Gingerich, W. & Weiner-Davis, M. (1986) Brief therapy；Focused solution deveropment. *Family Process*, 25, 207-221. ［長谷川啓三訳（1987）短期療法：解決の構成主義．日本家族心理学会編，家族心理学年報，5，親教育と家族心理学，金子書房．］
Devilly, G. J. & Spence, S. H. (1999) The relative efficacy and treatment distress of EMDR and a cognitive-behavior trauma treatment protocol in the amelioration of posttraumatic stress disorder. *Journal of Anxiety Disorders*, 13, 131-157.
Draucker, C. B. (1992) *Counselling survivor of childhood sexual abuse*. London: Sage. ［北山秋雄・石井絵里子訳（1997）子どもの性的虐待サバイバー．現代書館．］
Epston, D. & White, M. (1992) Re-authoring therapy. In McNamy & Gergen (Eds.) *op. cit.* ［野口・野村訳，書き換え療法．マクナミー＆ガーゲン編，前掲書，pp. 139-182.］
Feske, U. & Goldstein, A. J. (1997) Eye movement and reprocessing treatment for panic disorder；A controlled outcome and partial dismantling study. *Journal of Consulting and Clinical Psychology*, 65, 1026-1035.
Fisch, R. & Schlanger, K. (1999) *Brief therapy with intimidating cases*. CA: Jossey-Bass. ［長谷川啓三監訳（2001）難事例のブリーフセラピー．金子書房．］
Gelcer, E., McCabe, A. E. & Smith-Resnick, C. (1990) *Milan family therapy*；*Variant and invariant methods*. Northvale, NJ: Jason Aronson. ［亀口憲治監訳（1995）初歩からの家族療法．誠信書房．］
Gergen, K. J. & Kaye, J. (1992) Beyond narrative in the negotiation of therapeutic meaning. In McNamy & Gergen (Eds.) *op. cit.* ［野口・野村訳，ナラティヴ・モデルを越えて．マクナミー＆ガーゲン編，前掲書，pp. 183-218.］
Gorman, J. M., Liebowitz, M. R., Fyer, A. J. & Stein, J. (1989) A neuro-anatomical hypothesis for panic disorder. *American Journal of Psychiatry*, 146(2), 148-161.

Gotlib, I. H. & Robinson, L. A. (1982) Responses to depressed individuals ; Discrepancies between self-report and observer-rated behavior. *Journal of Abnormal Psychology*, 91(4), 231-240.
Grove, D. R. & Haley, J. (1993) *Conversation on therapy* ; *Popular problems and uncommon solutions*. New York: W. W. Norton. ［岡本吉生訳（1999）治療としての会話－ヘイリーの心理療法コンサルテーション．金剛出版.］
長谷川啓三（1987）家族内パラドックス．彩古書房．
長谷川啓三編（1991）構成主義，現代のエスプリ，287号，至文堂．
長谷川啓三（1998）解決志向短期療法，大塚義孝編，心理面接プラクティス．現代のエスプリ別冊，至文堂，pp. 155-163.
長谷川啓三・小崎武・若島孔文（2000）心身症の治療（19）ブリーフサイコセラピー．心療内科，4，278-284．
弘中正美（1998）遊戯療法．大塚編，前掲書．
Hoffman, L. (1990) Constructing realities. *Family Process*, 29, 1-12.
市井雅哉・熊野宏昭編（1999）特集 EMDR－これは奇跡だろうか！ こころの臨床 a la carte, 18(1).
稲村博（1994）不登校の研究．新曜社．
井垣章二（1998）児童虐待の家族と社会．ミネルヴァ書房．
Jongh, A., Broeke, E. & Renssen, M. R. (1999) Treatment of specific phobias with eye movement desensitization and reprocessing (EMDR) ; Protocol, empirical status, and conceptual issues. *Journal of Anxiety Disorders*, 13, 69-85.
女性ライフサイクル研究所（1997）子ども虐待（いじめ）の防止力を育てる．京都・法政出版．
北澤康吉・北澤美裟子（1997）だいじょうぶだよ登校拒否．近代文芸社．
厚生省児童家庭局（1999）子ども虐待対応の手引き．財団法人日本児童福祉協会．
厚生省特定疾患神経性食欲不振症調査研究班（末松弘行）（1991,1992,1993,1994）厚生省特定疾患神経性食欲不振症調査報告書．
厚生労働省（2001）平成13年度全国児童相談所長会議公開資料．
Lazrove, S. & Fine, C. G. (1996) The use of EMDR in patients with dissociative identity disorder. *Dissociation*, 9, 289-299.
Levin, C., Shapiro, F. & Weakland, J. H. (1994) When the past is present ; A conversation about EMDR and the MRI interactional approach. In Hoyt, F. H. (Ed.) (1994) *Constructive therapy*. New York: Guilford Press, pp. 197-210.
Levin, P., Lazrove, S. & van der Kolk, B. (1999) What psychological testing and neuroimaging tell us about the treatment of posttraumatic stress disorder by eye movement desensitization and reprocessing. *Journal of Anxiety Disorders*, 13, 159-172.

Madanes, C. (1981) *Sex, love, and violence.* New York: W. W. Norton.［斎藤学監訳（1996）変化への戦略－暴力から愛へ．誠信書房．

Maruyama, M. (1963) The second cybernetics-deviation amplifying mutual causal process. *American Scientist,* 5, 164-179.

MCR, http://www.mcr.npo-jp.net/

Minuchin, S., Rosman, B. & Baker, L. (1978) *Psychosomatic families*；*Anorexia nervosa in context.* Cambridge: Harvard University Press.［増井昌美ほか訳（1987）思春期やせ症の家族．聖和書店．］

森田正馬（1960）神経症の本態と療法．白揚社．

森田ゆり（1995）子どもの虐待．岩波ブックレット，No.385．

西澤哲（1994）子どもの虐待．誠信書房．

大野良之・中尾一和・野添新一（1998）中枢性摂食異常症の全国疫学調査．

小野寺哲夫（2000）テツオ先生の催眠コーナー．http://homepage1.nifty.com/wakashima/onodera.htm

奥地圭子（1989）登校拒否は病気じゃない．教育史料出版会．

奥山眞紀子・浅井春夫編（1997）保育者・教師のための子ども虐待防止マニュアル．ひとなる書房．

Rogers, W. S., Hevey, D. & Ash, E. (Eds.) (1989) *Child abuse and neglect.* London: B. T. Batsford.［福知栄子ほか訳（1993）児童虐待への挑戦．法律文化社．］

Rogers, S., Silver, S. M., Goss, J., Obenchain, J., Willis, A. & Whitney, R. L. (1999) A single session, group study of exposure and eye movement desensitization and reprocessing in treating posttraumatic stress disorder among Vietnam War veterans: preliminary data. *Journal of Anxiety Disorders,* 13, 119-130.

斎藤学編（1994）児童虐待－危機介入編．金剛出版．

斎藤学編（1998）児童虐待－臨床編．金剛出版．

Selvini Palazzoli, M., Boscole, L., Cecchin, G. & Prata, G. (1980) Hypothesizing-circularity-neutrality. *Family Process,* 19, 3-19.

仙台市編（2001）こども虐待対応マニュアル．

Shapiro, F. (1995) *Eye movement desensitization and reprocessing*；*Basic principles, protocols, and procedures.* New York: Guilford Press.

生島浩（1993）非行少年への対応と援助．非行臨床実践ガイド．金剛出版．

田島信元（1992）ヴィゴツキー理論の展開．東洋・繁多進・田島信元編，発達心理学ハンドブック．福村出版，pp. 114-137.

滝川一廣（1998）不登校はどう理解されてきたか．佐伯胖・黒崎勲ほか編，岩波講座　現代の教育　危機と改革4　いじめと不登校，岩波書店．

田山淳（1999）負の感情・記憶処理に関する生理心理学的研究．岩手大学大学院教育学研究科平成11年度修士論文，未公刊．

冨田和巳（1997）不登校克服マニュアル．京都・法政出版．
若島孔文（2000a）二重拘束的コミュニケーションが生起する状況について－問題－相互作用モデルの検討から．愛知学院大学大学院文研会紀要, 11, 75-92.
若島孔文（2000b）脱文脈コミュニケーションの生起を予測する問題－相互作用モデルの確証－MRIコミュニケーション理論の視点から．学校カウンセリング研究, 3, 9-18.
若島孔文（2001a）解決志向アプローチにおける変化をVygotsky理論から読み解く試み－気分変調性障害の症例から．愛知学院大学大学院文研会紀要, 12, 32-38.
若島孔文（2001b）家族療法の実際－短期療法の文脈から．臨床心理学, 1(4), 447-452.
若島孔文（2001c）コミュニケーションの臨床心理学－臨床心理言語学への招待．北樹出版．
若島孔文・長谷川啓三（2000）よくわかる！短期療法ガイドブック．金剛出版．
若島孔文・生田倫子・長谷川啓三（1999）葛藤的会話場面における脱文脈コミュニケーションの研究－問題－相互作用モデルの確証とその修正．家族療法研究, 16(3), 187-195.
Watzlawick, P., Bavelas, J. B. & Jackson, D. D. (1967) *Pragmatics of human communication*. New York: W. W. Norton.［山本和郎監訳（1998）人間コミュニケーションの語用論．二瓶社．］
Watzlawick, P., Weakland, J. H., & Fisch, R. (1974) *Chage: Principles of problem formation and problem resolution*. New York: W. W. Norton.［長谷川啓三訳（1992）変化の原理－問題の形成と解決．法政大学出版局．］
Weakland, J. H. (1967) Communication and behabior: An introduction. *American Behavioral Scientist*, 10, 1-4.
White, C. & Denborough, D. (1998) *Introducing narrative therapy*. Adelaide, South Australia: Dulwich Center Publ.［小森康永監訳（2000）ナラティヴ・セラピーの実践．金剛出版．］
White, M. (1986) Negative explanation, restrain, and double description. *Family Process*, 25, 169-184.
White, M. (1992) Deconstruction and therapy. In Gilligan, S. & Price, R. (Eds.) *Therapeutic conversations*. New York: W. W. Norton.
White, M. & Epston, D. (1990) *Narrative means to therapeutic ends*. New York: W. W. Norton.［小森康永訳（1992）物語としての家族．金剛出版．］
Young, W. (1994) EMDR in the treatment of phobic symptoms in multiple personality disorder. *Dissociation*, 7, 129-133.

参考文献

Ackerman, N. W. (1958) *Psychodynamics of family life*. New York: Basic Book. ［小此木啓吾・石原潔訳（1967）現代精神分析双書，家族関係の理論と診断，家族生活の精神力学（上）．岩崎学術出版社．］

Fisch, R., Weekland, J. H. & Segal, L. (1982) *The tactics of change: Doing therapy briefly*. CA: Jossey-Bass.［鈴木浩二・鈴木和子監訳（1986）変化の技法－MRI短期集中療法．金剛出版．］

Heims, S. J. (1991) *Constructing a social science for postwar America*. MA: MIT press.［忠平美幸訳（2001）サイバネティクス学者達．朝日新聞社．］

石川元（1996）家族療法－第二次家族療法家を中心に．イマーゴ，特集サイコセラピー入門，pp. 67-73.

Kerr, M. E. & Bowen, M (1988) *Family evaluation: An approach based on Bowen theory*. New York: W. W. Norton.［藤縄昭・福山和女監訳（2001）家族評価－ボーエンによる家族探究の旅．金剛出版．］

国谷誠朗（1987）家族システム論による家族療法．佐藤悦子・稲村博編，現代のエスプリ，家族療法の理論と技法，pp. 96-106.

國谷誠朗・本田裕（1982）家族療法の現代的動向－主として米国における．加藤正明・藤縄昭・小此木啓吾編，講座家族精神医学，4，家族の診断と治療・家族危機．弘文堂．

Minuchin, S (1974) *Family and family therapy*. Harverd Univ. Press.［山根常男監訳，家族と家族療法，誠信書房．］

中島弘子・中野弘一・坪井康次・筒井末春（1994）摂食障害患者の症候と経過の関連．心身医学，34，2143-152.

野上芳美編（1993）こころの科学，vol. 52.

Palazzoli, M. S. (1974) *Self-starvation: From the intrapsychic to the transpersonal approach to anorexia nervosa*. London: Chaucer.

佐藤宏平（1999）軽症抑うつ学生とその友人の相互作用における特徴－抑うつの相互作用モデルの検討を中心に．日本家族心理学会第16回大会発表抄録集，p. 24.

佐藤宏平（2000）拒絶要因としてのSDS得点及び性差－同性の友人による相談場面における抑うつの相互作用モデルの検討．日本家族心理学会第17回大会発表抄録集，p. 51.

佐藤宏平（2001）軽症抑うつ大学生に対する言語における拒絶－トピック及びマネージメント言語に着目して．日本家族心理学会第18回大会発表論文集，p. 24.

下坂幸三（1982）思春期やせ症と家族．講座家族精神医学，3，ライフサイクルと家

族の病理．弘文堂．
新保信長・伊藤芳朗（2001）少年法（やわらかめ）．アスペクト社．
生島浩・村松励編（1998）非行臨床の実践．金剛出版．
高木洲一郎（1994）心身医学，34(2)，184-189．
冨田和己・大堀彰子（1994）小児科領域における摂食障害－児童期・前思春期例の分析．心身医学，34(2)，154-159．
von Bertalanffy, L. (1968) *General system theory: Foundations, development, applications*. New York: George Braziller. ［長野敬・太田邦昌訳（1973）一般システム理論：その基礎・発展・応用．みすず書房．］
Watzlawick, P. (1978) *The language of change; Element of therapeutic communication*. ［築島謙三訳（1989）変化の言語－治療的コミュニケーションの原理．法政大学出版局．］
遊佐安一郎（1984）家族療法入門－システムズアプローチの理論と実際．星和書店．

人名索引　太字は用語解説の項目

● あ 行

アッカーマン（Ackerman, N.）　3, 9, 10
アドラー（Adler, A.）　3
アンダーソン（Anderson, H.）　iii, 25
アンデルセン（Andersen, T.）　23
ウィークランド（Weakland, J. H.）　i, iii, 4, 5, **179**
ヴィゴツキー（Vygotsky, L. S.）　99
ウィリアムソン（Williamson, E. G.）　2
ウィン（Wynne, L.）　3
エイブラムソン（Abramson, L. Y.）　47
エプストン（Epston, D.）　21
エリクソン（Erickson, M. H.）　iii, 30
エリス（Ellis, A.）　47
オルソン（Olson, D.）　2

● か 行

キャラハン（Callahan, R. J.）　43
グーリシャン（Goolishian, H.）　25
コイン（Coyne, J. C.）　47
ゴーマン（Gorman, J. M.）　29

● さ 行

サティア（Satir, V）　5, **180**
サリバン（Sullivan, H. S.）　3, 4
シェフレン（Sheflen, A. E.）　12
ジャクソン（Jackson, D. D.）　3
シャピロ（Shapiro, F.）　42
シュランガー（Schlanger, K.）　iii
セリグマン（Seligman, M. E. P.）　47
セルビーニ・パラツォーリ（Selvini Palazzoli, M.）　13-16

● た 行

チキン（Cecchin, G.）　14, 15, 17
ティーズデール（Teasedale, J. D.）　47
ド・シェイザー（de Shazer, S.）　i, 20

● は 行

バーグ（Berg, I. K.）　i, 20
パーソンズ（Persons, F.）　2
フィッシュ（Fisch, R.）　iii, 4
フォン・ベルタランフィー（von Bertalanfy, L.）　5, 6
フライ（Fry, W. F.）　4
プラタ（Prata, G.）　14
ブロック（Block, D.）　10
フロイト（Freud, S.）　10, 28
フロム＝ライヒマン（Fromm = Reichmann, F.）　4
ベイトソン（Bateson, G.）　1, 3
ヘイリー（Haley, J.）　3-5, 13, **183**
ベック（Beck, A.）　47
ベル（Bell, J）　5
ペン（Penn, P.）　10
ボーエン（Bowen, M.）　3, 10
ボーディン（Bordin, A.）　5
ボスコロ（Boscolo, L.）　14
ボスゾメニィー＝ナージ（Boszormenyi = Nagy, I）　12
ホフマン（Hoffman, L.）　i, 10, 17-19
ホワイト（White, M.）　21, 106

● ま 行

マダネス（Madanes, C.）　106
ミニューチン（Minuchin, S.）　i, 4, 12, 13

● ら 行

リスキン（Riskin, J.） 5
リッツ（Lidz, T.） 3
レイン（Laing, R. D.） 3
ローゼン（Rosen, J.） 12

ロジャース（Rogers, C.） 2

● わ 行

ワツラウイック（Watzlawick, P.） ii, 4, 5, **184**

事項索引 太字は用語解説の項目

● あ 行

悪循環　7,29
attempted solution　148
EMDR（Eye Movement Desensitization and Reprocessing）　42
5つの公理　7
一般システム論　5
インタラクション　8
invariant prescription　16
ウェルフォームド・ゴール　147,**179**
うつ病　45
externalization　22
エナクトメント　13
MRI（Mental Reseach Institute）　4-7,9,13
MCRプロジェクト　100,101
——システム　100,101
円環性　15
円環的因果論モデル　148
円環的質問法　15,**180**
オリエンテーション・クエスチョン　134,**179**
オルタナティヴ・ストーリー　22

● か 行

解決志向アプローチ　20
解決志向派　i
外在化　22
会話システム　97
カウンター・パラドックス　14,30
書き換え療法　21
過食症　69,78
カスタマー・タイプ　146,147,**182**
仮説化　15
家族儀式　14
家族境界線　85,**179**
家族ゲーム　14
家族システム　6
家族療法　1,2,4,9,10,12,17-19,27,157
学校システム　158
家庭内暴力　126,127,154
ガルベストングループ　25
関係的側面　8
観察課題　21,150
偽解決　39,148,**179**
偽相互性　3,**179**
欺瞞　3
逆説　30,89
虐待　102-106
協働的言語システムアプローチ　25
拒食症　68,72
コイン・モデル　47
構成主義　17,18
構造的アプローチ　12
構造派　4
——家族療法　12
肯定的意味付け　14
行動の枠組み　96
行動療法　2
試みられた解決　148
go slow　52
——アプローチ　118,**179**
コーピング・クエスチョン　50,**179**
ごまかし　3,**179**
コミュニケーション派　i
——家族療法　4
コミュニケーション理論　7

コラボレーション **180**
――セラピー i
コンサルテーション 159,160,167,168,171
constructivism 18
Complementary 8
コンプリメント 21,53,148-150,152,153,166,167,174,176,**180**
コンプレイナント・タイプ 146,150,151,**182**

● さ 行

サーキュラー・クエスチョン（circular questioning） 15,176,**180**
差異 24
差異を生む差異 24
サブセラピスト 54,78,**180**
三種の神器 9
自己制御性 6
自己組織性 7
システミック・アプローチ 13
システム 5
児童虐待 102
社会構築主義 18
守秘義務 175
ジョイニング 13,**180**
少年法 143
触法通告 151
身体表現性障害 89
Symmetrical 8
スクールカウンセラー 158-160,167,175
スクールカウンセリング 158
スケーリング・クエスチョン 21,32,147,**180**
スターティング・クエスチョン 32,50,**180**
Psuedo-mutuality 3
スプリッティング 54,**181**

精神障害 167
精神分析 2
精神分裂病 167-170,173,175
精神力動的家族療法 3,9
セカンドオーダー・サイバネティクス（SOS） 17,18,**182**
世代間境界 85
摂食障害 68,70-72
絶対臥褥法 30
全体性 6
戦略的アプローチ 12
戦略派 12
双極性障害 87
相互作用 8
相称性 **181**
相称的 8,77,78
相補的 8
social constructionism 18
ソリューショントーク 49,150,**181**

● た 行

第一次変化 7,**181**
第一世代家族療法 i,4
対抗逆説 14,30
対人システム 97
第二次変化 7,**181**
多世代派 3
――家族療法 10
ダブル・ディスクリプション・モデル（二重記述モデル） iii,38,39
ダブルバインド仮説（Double Bind Theory） 3,5,**181**
短期療法 1,2,4,27,157
中立性 15
直線の因果論 6
治療システム 17
治療的二重拘束（ダブルバインド） 30,89,96,148,**181**

TFT (Thought Field Therapy) 43
定常法 16
do different 98,148,**181**
——介入 117,**181**
do more 147,153,**182**
ドミナント・ストーリー 21
トムソログループ 23
ドメスティックバイオレンス 91

● な 行

内容的側面 8
ナラティブセラピー i
ナラティブ・モデル 21
二重記述モデル i,iii,39
二重拘束仮説 3,5,**181**
ネガティブ・フィードバック機構 6
not-knowing 26
ノーマライズ 65

● は 行

肺結核 90
暴露法 44
パニック障害 28,29,42,44
パニック発作 31-34,41
パラドックス 7,30
パンクチュエーション 8
BFTC (Brief Family Therapy Center) 20
引きこもり 100
被虐待児 114
非行 142
——少年 143-150
——問題 142
——臨床 157
ビジター・タイプ 146,150,151,157,**182**
びっくり課題 124,**182**
びっくり！クエスチョン 129,**182**
PTSD 91

広場恐怖 40,41
ファーストオーダー・サイバネティクス (FOS) 14,17,**182**
フェイス・イン・ザ・ドア 34
フォローアップ 77,**182**
フット・イン・ザ・ドア 173,**182**
不登校 121,126,160
フレーム 96
プロブレムトーク 150
分裂と歪み 3,**183**
保護者 147,149
母子共生仮説 10
ポストモダン・モデル 20
ホメオスタティック・システム 14
What's better？ 51,123,**183**

● ま 行

万引き 151
Mystification 3
ミラクル・クエスチョン 21,**183**
ミラノ派 13
ミルウォーキー派 20
無知 26
メイシー会議 6,**183**
物語 99
——療法 1,27
問題－相互作用モデル (PIM) 96,165

● や 行

ユーティライゼーション **183**
ユニーク・アカウント・クエスチョン 134,**183**
予期不安 29
抑うつ 45-50,66

● ら 行

来談者中心療法 1,2
ラポール 31

リフレクティング・チーム　23
リフレクティング・プロセス　23
リフレーミング　7,43,53,**184**
例外　20,21,**184**

● わ　行

One Up ポジション　73,**184**
ワンウェイ・ミラー　23
One Down ポジション　**184**

著者紹介

若島孔文（わかしま　こうぶん）（編者）

佐藤宏平（さとう　こうへい）
東北大学大学院教育学研究科博士課程後期修了．教育学博士．
臨床心理士．
山形大学地域教育文化学部准教授．

生田倫子（いくた　みちこ）
東北大学大学院教育学研究科博士課程修了．教育学博士．
臨床心理士．家族心理士．ブリーフセラピスト．
神奈川県立保健福祉大学講師．

三澤文紀（みさわ　ふみのり）
東北大学大学院教育学研究科博士課程修了．博士（教育学）
臨床心理士．
茨城キリスト教大学准教授．教育相談機関などで臨床活動を行う．

久保順也（くぼ　じゅんや）
東北大学大学院教育学研究科博士課程満期退学．
臨床心理士．家族心理士．
宮城教育大学准教授（臨床心理学，生徒指導関連科目担当）

編者紹介

長谷川啓三（はせがわ　けいぞう）
1979年東北大学大学院博士課程修了，1983年教育学博士，臨床心理士，家族心理士。現在，東北大学大学院教授（臨床心理学），日本家族心理学会常任理事，Mental Research Institute日本代表，日本システム看護学会理事，日本心理臨床学会理事ほか。宮城県臨床心理士会元会長。
著書に『ソリューション・バンク』（金子書房）『臨床の語用論Ⅰ・Ⅱ』（編著，至文堂）『解決志向の看護管理』（編著，医学書院）『解決志向 介護コミュニケーション』（編著，誠信書房）『震災川柳』（共編，ＪＤＣ出版）『震災心理社会支援ガイドブック』（共編，金子書房），訳書に『難事例のブリーフセラピー』（監訳，金子書房）『変化の原理』『希望の心理学』（ともに法政大学出版局）『解決志向の言語学』（監訳，法政大学出版局）『短期療法の展開』（共訳，誠信書房）『解決志向ブリーフセラピーハンドブック』（共編訳，金剛出版），など。

若島孔文（わかしま　こうぶん）
2000年東北大学大学院博士課程修了，教育学博士，臨床心理士，家族心理士。立正大学心理学部・同大学院准教授などを経て，現在，東北大学大学院教育学研究科准教授。日本家族心理学会常任理事，海上保安庁第三管区惨事ストレス対策ネットワーク委員会委員。
著書に『よくわかる！短期療法ガイドブック』（共著，金剛出版）『脱学習のブリーフセラピー』（編著，金子書房）『社会構成主義のプラグマティズム』（編著，金子書房）『家族療法プロフェッショナル・セミナー』（金子書房）など多数。

事例で学ぶ　家族療法・短期療法・物語療法

2002年4月25日　初版第1刷発行　　　　　　　　　　　　　　　　　［検印省略］
2013年12月21日　初版第8刷発行

編　　者　　長谷川啓三
　　　　　　若島孔文
発行者　　金子紀子
発行所　株式会社金子書房

〒112-0012　東京都文京区大塚3-3-7
電話　03-3941-0111（代）
FAX　03-3941-0163
振替　00180-9-103376
URL http://www.kanekoshobo.co.jp

印刷　藤原印刷株式会社　製本　株式会社三水舎

© Keizo Hasegawa, Koubun Wakashima. et al. 2002
Printed in Japan
ISBN978-4-7608-2595-0　C3011

金子書房の心理学関連図書

ソリューション・バンク
ブリーフセラピーの哲学と新展開
長谷川啓三　著
定価　本体1,800円＋税

家族療法プロフェッショナル・セミナー
若島孔文　著
定価　本体2,200円＋税

脱学習のブリーフセラピー
構成主義に基づく心理療法の理論と実践
若島孔文　編著
定価　本体2,400円＋税

難事例のブリーフセラピー
MRI ミニマルシンキング
R.フィッシュ／K.シュランガー　著
長谷川啓三　監訳
定価　本体3,000円＋税

家族心理学年報31
現代の結婚・離婚
日本家族心理学会　編集
定価　本体3,200円＋税

セラピストの人生という物語
M.ホワイト　著
小森康永　監訳
定価　本体3,200円＋税

ナラティヴ・セラピーの会話術
ディスコースとエイジェンシーという視点
国重浩一　著
定価　本体3,300円＋税

ブリーフ・セラピー
理性感情行動療法のアプローチ
A.エリス　著
本明　寛・野口京子　監訳
定価　本体5,500円＋税

自己カウンセリングとアサーションのすすめ
平木典子　著
定価　本体1,500円＋税